「瑜伽文库」编委会

瑜伽文库
YOGA LIBRARY

主　编　王志成

编　委　陈俏娥　陈　思　曹　政
　　　　陈　涛　方　桢　富　瑜
　　　　高光勃　何朝霞　蒋科兰
　　　　菊三宝　科　雯　Ranjay
　　　　灵　海　刘从容　刘韦彤
　　　　路　芳　明　泽　迷　罗
　　　　沙　金　顺　颐　宋光明
　　　　王保萍　王东旭　闻　中
　　　　吴　聪　吴均芳　吴铭爵
　　　　尹　岩　张新樟　张　雪
　　　　朱彩红　周昀洛　朱泰余

瑜伽文库
YOGA LIBRARY

正行·实践

冥想力
哈达瑜伽疗愈之道

王志成◉著

四川人民出版社

图书在版编目（CIP）数据

冥想力：哈达瑜伽疗愈之道 / 王志成著. -- 成都：四川人民出版社, 2025.5. -- (瑜伽文库 / 王志成主编). -- ISBN 978-7-220-13925-3

Ⅰ.R793.51

中国国家版本馆CIP数据核字第2025DL3230号

MINGXIANGLI：HADA YUJIA LIAOYUZHI DAO

冥想力：哈达瑜伽疗愈之道

王志成 著

出 版 人	黄立新
责任编辑	蒋科兰
封面设计	李其飞
版式设计	张迪茗
责任印制	周 奇
插 画	百里/王骢颖
出版发行	四川人民出版社（成都三色路238号）
网 址	http://www.scpph.com
E-mail	scrmcbs@sina.com
新浪微博	@四川人民出版社
微信公众号	四川人民出版社
发行部业务电话	（028）86361653　86361656
防盗版举报电话	（028）86361653
照 排	四川胜翔数码印务设计有限公司
印 刷	成都蜀通印务有限责任公司
成品尺寸	146mm×208mm
印 张	7.625
字 数	180千
版 次	2025年5月第1版
印 次	2025年5月第1次印刷
书 号	ISBN 978-7-220-13925-3
定 价	62.00元

■版权所有·侵权必究

本书若出现印装质量问题，请与我社发行部联系调换

电话：（028）86361656

"瑜伽文库"总序

古人云：观乎天文，以察时变；观乎人文，以化成天下。人之为人，要旨即在切入此间天人之化机，助成参赞化育之奇功。在恒道中悟变道，在变道中参常则，"人"与"天"相资为用，时时损益且鼎革。此诚"文化"演变之大义。

中华文明源远流长，含摄深广，在悠悠之历史长河中，不断摄入其他文明的诸多资源，并将其融会贯通，从而返本开新、发闳扬光。古有印度佛教文明传入，并实现了中国化，成为中华文明之整体的一个有机部分。近代以降，西学东渐，一俟传入，也同样熔铸为中华文明之一部，唯其过程尚在持续之中。尤其是20世纪初，马克思主义传入中国，并迅速实现中国化，推动了中国社会的巨大变革……

任何一种文化的传入，最基础的工作都是该文化的经典文本的传入。因为不同的文化往往基于不同的语言，故文本的传入就意味着文本的翻译。没有文本的翻译，文化的传入就难以为继，无法真正兑现为精神之力。佛教在中国扎根，需要很多因缘，而持续近千年的佛经翻译无疑具有特别重要的意义。没有佛经的翻译，佛教在中国的传播几乎不可想象。

随着中国经济、文化的发展，随着中国全面参与到人类命运共同体之中，中国越来越需要了解其他文化，需要一种与时俱进的文化心量与文化态度——一种开放的，并同时具有历史、现实、未来三个面向的态度。

公元前8世纪至公元前2世纪，在地球不同区域都出现过人类智慧的大爆发，这一时期通常被称为"轴心时代"（Axial Age）。这一时期形成的文明影响了之后人类社会2000余年，并继续影响着我们生活的方方面面。随着人文主义、新技术的发展，随着全球化的推进，人们开始意识到我们正进入"第二轴心时代"。但对于我们是否已经完全进入这样一个新的时代，学者们尚持不同的观点。英国著名思想家凯伦·阿姆斯特朗（Karen Armstrong）认为，我们正进入第二轴心时代，但我们还没有形成第二轴心时代的价值观，我们还依赖着第一轴心时代的精神遗产。全球化给我们带来诸多便利，但也带来很多矛盾和张力，甚至冲突。这些冲突一时难以化解。因此，我们需要在新的历史境遇下重新审视轴心文明丰富的精神遗产。此一行动，必是富有意义的，也是刻不容缓的。

我们深信：第一，中国的轴心文明，是地球上曾经出现的全球范围的轴心文明的一个有机组成部分；第二，历史上的轴心文明相对独立，缺乏足够的互动与交融；第三，在全球化背景下不同文明之间的互动与融合必会加强和加深；第四，第二轴心时代文明不可能凭空出现，须以历史的继承和发展为前提。诸文明的互动和交融是发展的动力，而发展的结果将构成第二轴心时代文明的重要资源与有机组成部分。

简言之，由于我们尚处在第二轴心文明的萌发期和创造期，一切都还显得幽暗和不确定。我们应该主动地为新文明的发展提供自己的劳作，贡献自己的理解。考虑到我们自身的特点，我们认为，极有必要继续引进和吸收印度正统的瑜伽文化和吠檀多典籍，并努力使之与中国固有的传统文化及尚在涌动之中的中国当代文化互勘互鉴乃至接轨，努力让古老的印度文化服务于中国当代的新文化建设，并最终服务于人类第二轴心时代文明之发展。此所谓"同归而殊途，一致而百虑"。基于这样朴素的认识，我们希望在这些方面做一些翻译、注释和研究工作，出版瑜伽文化和吠檀多典籍就是其中的一部分。这就是我们组织出版这套"瑜伽文库"的初衷。

由于历史与个体经验皆有不足，我们只能在实践中不断累积行动智慧，慢慢推进这项工作。所以，我们希望得到社会各界和各方朋友的支持，并期待与各界朋友有不同形式的合作与互动。

"瑜伽文库"编委会
2013年5月

"瑜伽文库"再序

经过多年努力,"瑜伽文库"已粗具体系化规模,涵盖了瑜伽文化、瑜伽哲学、瑜伽心理、瑜伽实践、瑜伽疗愈、阿育吠陀瑜伽乃至瑜伽故事等,既包含古老的原初瑜伽经典,又包含古老瑜伽智慧的当代阐释和演绎。瑜伽,这一生命管理术,正滋养着当下的瑜伽人。

时间如梭,一切仿佛昨日,然一切又有大不同。自有"瑜伽文库"起,十余年来,无论是个人,还是环境、社会,抑或整个世界,都经历了而且正在经历着深刻且影响深远的变化。在这个进程中,压力是人们普遍的感受。压力来自个人,来自家庭,来自社会。伴随着压力的,是无措、无力、无奈,是被巨大的不确定性包裹着的透支的身体和孤悬浮寄的灵魂。

不确定性,是我们这个世界的普遍特征,而我们却总渴望着确定性。在这尘世间,种种能量所建构起来的一切,都是变动不居的。一切的名相都是暂时的、有限的。我们须要适应不确定性。与不确定性为友,是我们唯一的处世之道。

期盼,是我们每个人的自然心理。我们期盼身体康健、工作稳定、家庭和睦,期盼良善地安身立命,期盼世界和平。

责任,是我们每个人都需要面对、需要承担的。责任就是我们的存在感：责任越大，存在感越强；逃避责任或害怕责任，则让我们的存在感萎缩。我们须要直面自身在世上的存在，勇敢地承担我们的责任。

自由，是我们每个人真正渴望的。我们追求自由——从最简单的身体自由，到日常生活中的种种功能性自由，到内心获得安住的终极存在的自由。自由即无限，自由即永恒。

身份，是我们每个人都期望确定的。我们的心在哪里，我们的身份就在哪里。心在流动，身份在转变。我们渴望恒久的身份，为的是尘世中的安宁。

人是生成的。每个个体好了，社会才会好，世界才会好。个体要想好，身心安宁是前提。身心安宁，首先需要一个健康的身体。身体是我们在这世上存在的唯一载体，唯有它让我们生活的种种可能性得以实现。

身心安宁，意味着有抗压的心理能量，有和压力共处的能力，有面对不确定的勇气和胆识，有对自身、对未来、对世界的期盼，有对生活的真正信心、对宇宙的真正信心、对人之为人的真正信心。有了安宁的身心，才能履行我们的责任——不仅是个体的责任，还有家庭的责任、社会的责任、自然和世界的责任。我们要有一种宇宙性的信心来承担我们的责任。在一切的流动、流变中，"瑜伽文库"带来的信息，可以为承担这种种的责任提供深度的根基和勇气，以及实践的尊严。

"瑜伽文库"有其自身的愿景，希望为中国文化做出时代性的持续贡献。"瑜伽文库"探索生命的意义，提供生命实践的路径，奠定生命自由的基石，许诺生命圆满的可能。"瑜伽文库"敬畏文本，敬畏语言，敬畏思想，敬畏精神。在人类从后轴心时代转向新轴心时代的伟大进程中，"瑜伽文库"为人的身心安宁和精神成长提供帮助。

人是永恒的主题。"瑜伽文库"并不脱离或者试图摆脱人的身份。人是什么？在宏阔的大地上，在无限的宇宙中，人的处境是什么？"瑜伽文库"又不仅仅是身份的信息。透过她的智慧原音，我们坦然接受人的身份，却又自豪并勇敢地超越人的身份。我们立足大地，我们又不只属于大地；我们是宇宙的，我们又是超越宇宙的。

时代在变迁，生命在成长。走出当下困境的关键，不在于选择，而在于参与，在于主动地担当。在这个特别的时代，我们见证一切的发生，参与世界的永恒游戏。

人的经验是生动活泼的。存在浮现，进入生命，开创奋斗，达成丰富，获得成熟，登上顶峰，承受时间，生命圆满——于这一切之中领略存在的不可思议和无限可能。

"瑜伽文库"书写的是活泼泼的人。愿你打开窗！愿你见证！愿你奉献热情！愿你喜乐！愿你丰富而真诚的经验成就你！

"瑜伽文库"编委会

2020年7月

目录
CONTENTS

序　言 /001
导　论 /004

第一部　自我的科学

第一章　冥想如何定义　/002

第二章　冥想在《瑜伽经》中　/010

第三章　冥想在《薄伽梵歌》中　/021

第四章　冥想在哈达瑜伽经典中　/030

第五章　冥想，认识自我即疗愈自我　/039

第二部　为自我预备空间

第一章　冥想为何从制感开始　/048

第二章　如何理解制感　/057

第三章　哈达瑜伽中的制感类型　/066

第四章　制感的践行系统　/072

第五章　制感、冥想和疗愈　/083

第三部　专注自我

第一章　帕坦伽利的专注　/092

第二章　哈达瑜伽的专注及其实践　/099

第三章　专注与身印　/114

第四章　从专注到冥想　/120

第四部　认识自我

第一章　哈达瑜伽冥想的两个类型　/128

第二章　哈达瑜伽经典中的无德冥想　/136

第三章　哈达瑜伽经典中的有德冥想　/148

第四章　认识自我和疗愈之旅　/170

第五部　和自我合一

第一章　三摩地是冥想的目标　/178

第二章　哈达瑜伽中的三摩地　/183

第三章　哈达瑜伽三摩地的实践　/189

第四章　冥想、自我和终极疗愈　/206

参考文献 /213

后　记 /217

序　言

　　从一开始打算写这本书,直到写完,王老师每次向我谈起它,都充满了喜悦。在我拜读这本新作时,这种喜悦也从字里行间渗出,以致我每每忘了自己在阅读,先陶醉一会儿,再回过头去寻找那根断掉的文字之线,把它接上。这是一种神奇的阅读体验。为什么会这样呢?我想,是因为王老师的能量如同光芒被封印在了这些文字里,阅读即打开封印。

　　这一次,我读得很慢,因为这本书是写给所有瑜伽和印度文化爱好者而非研究者的,他们中的大多数人每天能够用来阅读的时间可能不多,大部分精力要花在工作和家庭上。我假定自己是他们当中的一员,读完之后我发现,王老师的写作是成功的,因为时间和精力的限制不会成为阅读本书的障碍。王老师以他一贯极简而极有力的语言风格把一个个问题罗列分析得特别清楚,并对相应的修习技巧做了操作性极强的概括。简而言之,他贴心地替我们读者把能做的工作都做了。这进一步意味着理解力也不构成阅读本书的障碍。我深知这一点对于哲学研究者是不容易的,只有能够做到深入浅出的老手才能为读者进行这种程度的服务。王老师能够做到,因为他心中怀有足够的爱与智慧,几乎冲破所有个人特质为写作带来的局限性。

这可能是他第一次尝试以对话体写作，对话的好处在于能让读者的角色直接介入，提出问题，参与讨论，并且进行或怀疑、或肯定的总结和评述。在书中的"古鹿"和"明象"师徒二人的讨论中，王老师让一个个问题像花开花谢一样出现和解决。由此，他获得了双重角色为写作带来的增益。这唤起了我对学生时代阅读柏拉图对话录的记忆。

作为王老师二十年的学生，我能从本书中认出他早先就树立起来的若干观念，比如不同的冥想嵌入了不同的哲学体系或语言图像，没有绝对客观的冥想。这使我倍感亲切。他对于开辟新领域的热情也是从他的研究生涯早年就确立起来的，这么多年来，他一直是"攻城略地"的先锋。这次他拿下的是哈达瑜伽的冥想这座城池。我还没有见过专门讨论哈达瑜伽冥想的中文书，也没有见过遵循制感、专注、冥想和三摩地这条路径对哈达瑜伽冥想的全面解释，这是一种"大冥想"概念，其背后是对能量管理的关注，而能量管理是他提出的"生命管理"的重要部分。为什么要专门讨论哈达瑜伽的冥想？因为哈达瑜伽是我们在目前的处境中能找到的包容性最强、最宽广有效的瑜伽场。哈达瑜伽直接涉及身心灵三个维度的修持，因而是一条由练身到修心，再到觉悟真我的通道。本书作者有意让大多数习练者看清一条通往山顶的相对便捷的路，并充当导游，带着习练者们走一程。真正的老师让学生走得更高更远，获得更大的自由。

读者会和我一样从这本有趣的书中受益匪浅，不仅收获理论上、修习上的益处，而且沐浴在王老师的萨埵能量中。打开它吧，你不用怕弄不清哈达瑜伽冥想和别的冥想的关系，不用怕冥想本身过于精深而难以把握，也不用怕抓不到实用的知识点，这些问题王老师都已解决。

愿您从这本《冥想力——哈达瑜伽疗愈之道》中饮得甘露！

朱彩红

2024年4月5日

导 论

如今，人们普遍感觉到生活节奏加速、社会压力增大，其根源在于工业革命以来形成的生活方式。如今，技术和通信的发展，全球化进一步推动，人在地球上的移动性快速加剧，同时，人的心灵受到更多、更频繁的信息刺激，而在种种观念和生活方式的引导下，人的身心压力更大了，自然也会产生越来越多的问题，诸如抑郁、焦虑、烦躁、失眠以及各种各样的现代病。

持续增加的压力，往往是百病之源。很多疾病在过去很少发生，甚至难以见到，但如今我们见到什么病都不会感到奇怪。由于技术的融合、欲望的膨胀，人类不断遇到各种大问题。这些问题可以危及无数人的生活，甚至社会的稳定，造成无数的人间悲剧。

面对世界的不确定和社会中不断增加的压力，人们自然会探寻减压的有效方式。在这本小书中，我们从传统瑜伽文化，尤其是哈达瑜伽中探讨解决人的种种问题的方式，而减压是它的应有之义。

在瑜伽文化中，有一种基本的身心修习的方式——冥想，它可以帮助我们减压、实现梦想、认识自我。

我们主要从以下哲学和瑜伽典籍探讨冥想：《奥义书》《薄伽梵歌》《瑜伽经》《哈达瑜伽之光》《格兰达本集》《牧牛尊者指南》

《雅伽瓦卡亚瑜伽》《希瓦本集》等。这本书重点探讨瑜伽，尤其哈达瑜伽中的冥想。

在传统瑜伽中，冥想是基本的实践活动。通过冥想，我们最终要认识自我（Self）。自我被视为人的本质所在，各种瑜伽通过种种实践，最终导向的都是人的本质，即自我。

当然，普通人所谈的瑜伽并没有那么高的认知，一般只关心健身、减压、塑形、静心，然而，瑜伽本身的追求并不局限于此。冥想，可以帮助我们探索内在，追求本真，达至更高的生命境界。

事实上，冥想是一条安顿身心的道路，是一条发现自我的道路，是一条身心疗愈之道。人的终极疗愈是人的真实归位，回到它本然的状态。

如今人们遇到了种种问题，都需要疗愈。疗愈涉及我们的身体维度、心理维度和精神维度。冥想是一种真实的疗愈之道。当下，哈达瑜伽非常普及，但人们对哈达瑜伽冥想并不熟悉。本书希望通过基于哈达瑜伽基本经典系统梳理哈达瑜伽冥想及其运用，让我们瑜伽人以及对冥想感兴趣的人有一个合适的借鉴。

在过去多年中，我一直关心的是纯哲学问题，一般倾向在智性上解决问题。在经历了若干事件之后，以及随着年龄的增大，我开始关注养生，重视阿育吠陀、中医，重视瑜伽中的调息以及冥想。在我出版的图书中，早期的作品更多的是涉及纯粹的理论探讨，极少涉及身心实践方面的内容，但近年来出版的图书则越来越多涉及身心疗愈的内容，如《阿育吠陀瑜伽》《健康的身体 有趣的灵魂》《调息法70种》，甚至对《瑜伽经》的解读都充满了实践性内容，如《生命的管理：〈瑜伽经〉72讲》。当然，疗愈的至高境界在于生命的觉醒，这是生命管理的顶峰。这方面可以说是既依赖于哲学的探索，也取决于生命的证悟，读者可以在我出版的注释性图书（如《智慧瑜伽》《瑜伽喜乐之光》《觉知真我的旅程》《智慧瑜伽之光》）以及翻译的图书（如《至上瑜伽》）中了解更多。

在我们的理解中，身心灵是一体的，身体的健康会影响心理和精神的健康，反之亦然。我们可以找到多种方式，将身心灵的健康有效联结起来。

基于对冥想的一般性理解，冥想有不同的维度，大部分人所诉求的冥想更多的是短暂的、身心健康的方面，并不涉及灵性的、恒定的方面。在通向冥想的道路上，有几种倾向。

第一，世俗目的的冥想。认为冥想仅仅是服务于减压、达成某些世俗愿望。大部分人所理解的冥想在这一层面，不会想到冥想的更高维度。冥想，可以让我们的交感神经和副交感神经得到平衡。

第二，修行目的的冥想。认为冥想是为了了断生死，获得解脱，达至三摩地，成为目击者。

第三，既有世俗目的，又有修行目的的冥想。冥想，作为一种生命管理之道，不仅可以帮助我们在世生命的健康、智慧和喜乐，也可以促进我们灵性的觉醒，达至生命至高境界。

在巨大的"冥想"海洋里，我们可以看到各种各样的冥想，各种各样的冥想目的，各种各样的冥想实践方式。传统的冥想，可以在瑜伽、耆那教、佛教、道教、古希腊哲学、基督教神秘主义、苏菲派、锡克教、犹太卡巴拉、西方世俗文化中找到。在本书中，我们关注的重点是瑜伽冥想，尤其是基于哈达瑜伽经典的冥想。透过哈达瑜伽冥想，让我们看到瑜伽中的冥想力。

哈达瑜伽冥想既有世俗的目的，也有修行的目的，并且致力于把世俗目的和修行目的有机地结合起来。它认为，我们的身体是修行最高目标的载体，是神圣的殿堂。离开这个载体，无法让我们的修行成功。一个人的身体不健康，是修行道路上的巨大障碍。

在《〈瑜伽经〉直译精解》《生命的管理：〈瑜伽经〉72讲》等书中，我们已经明确了一个重要的观点，瑜伽是一种生命的管理，而《瑜伽经》可以被视为生命管理的经典。同样地，传统的哈达瑜伽经典，如《牧牛尊者指南》《哈达瑜伽之光》《格兰达本集》《雅伽瓦卡亚瑜伽》《希瓦本集》等也是生命管理的经典。哈达瑜伽经典和数论瑜伽的经典如《瑜伽经》也有明显的区别，其中有一点特别明显，《瑜伽经》的核心关怀是最高纲领主义的，即它以原人（真我、纯粹意识）和原质（物质自然）之分离的独存之境为最高纲领，对身心的呵护和健康不是特别的关心。但哈达瑜伽经典明显把身体的健康视为通向生命圆满的关键所在。

冥想在《瑜伽经》里是认识自我的道路，在哈达瑜伽里也一样。我们围绕"自我"展开本书的探讨以及实践的指导。根据《奥义书》的思想，自我包含了外自我（身体）、内自我（心理）和真我（精神）。这个外自我和内自我不是真我，而是通向真我的载体。哈达瑜伽重视这个载体，透过这个载体达至真我。瑜伽通过冥想等方法可以把外自我、内自我和真我联结起来，让我们顺利达至瑜伽的真正目标。

本书包含了五个部分。第一部是对冥想的定位，提出冥想是关乎"自我的科学"，分别从冥想的定义、《瑜伽经》《薄伽梵歌》以及哈达瑜伽经典中对冥想的相关阐述，并透过冥想的定位确立冥想是探索自我的过程，也就是疗愈自我的过程。

第二部是为自我预备空间。我们要认识自我，需要有认识自我的种种预备和条件，其中制感是最基本的。制感在帕坦伽利《瑜伽经》中只有两节经文，在如何制感上，哈达瑜伽经典提供了更多的方法。在这一部分，我们会比较全面地探讨制感的内容。

第三部是专注自我。专注和冥想关系密切。在帕坦伽利这里，专注的持续就是冥想。而在哈达瑜伽中，对于专注的探索要更加具体。像《格兰达本集》《雅伽瓦卡亚瑜伽》都提供了十分具体的专注实践指导。读者也可以注意到，在《格兰达本集》中，专注的内容纳入身印中，所以，我们需要对专注和身印的问题也做深入的探讨。

第四部是认识自我，可以说是本书的重点。第一，探讨了哈达瑜伽冥想的两个类型。第二，详细介绍了多种基于《雅伽瓦卡亚瑜伽》《格兰达本集》的有德冥想。第三，详细介绍了基于《牧牛尊者指南》的有德冥想，主要是脉轮冥想。第四，介绍了若干种无德冥想，如希瓦身印（冥想）、嗖翰（so'ham）冥想、唵（om）冥想等。第五，考察了认识自我和疗愈的关系。

第五部是和自我合一。这是冥想的顶峰。合一在瑜伽里可以用三摩地来表示。三摩地在《瑜伽经》和哈达瑜伽中是有差异的。在《格兰达本集》中对哈达瑜伽的三摩地有着最完整的指导，提供了六种具体的指导：希瓦身印（冥想三摩地）、逆舌身印（极乐三摩地）、母胎身印（消融三摩地）、虔信瑜伽（虔信瑜伽三摩地）、眩晕住气法（眩晕三摩地）、嗡声住气法（秘音三摩地）。

通过对冥想，尤其哈达瑜伽冥想的全面研究，我们可以清晰地认识到哈达瑜伽冥想背后的吠檀多特征，但它比传统吠檀多更加重视身心的健康。从普通的瑜伽修习看，哈达瑜伽冥想可以满足人们众多世俗的需要，可以帮助人们减压、静心、驻颜等；而对于深度的瑜伽修习者来说，哈达瑜伽冥想可以帮助人们走向瑜伽的至高境界，达至和自我合一的三摩地境界。

到目前为止，我撰写的瑜伽书籍大多是长篇论述，不少读者觉得阅读这些瑜伽哲学、瑜伽修习类的书籍需要注意力很集中，不然，很难真正领会。也有读者建议我能不能写得轻松一些。我也关心这个问题。写书是为了读者，是为了让读者能真正理解和受益。为了让读者更轻松地理解这部有关冥想，尤其是哈达瑜伽冥想的书籍，我尝试采用对话体的表达方式。希望这一尝试可以让读者喜欢。

在本书的对话中，古鹿，即古鲁，也就是精神导师的谐音。明象，字面意思是明白大象。这里的"象"源于《老子》（三十五章）中"执大象"一语。象，道之意。明象就是明白大道之意。

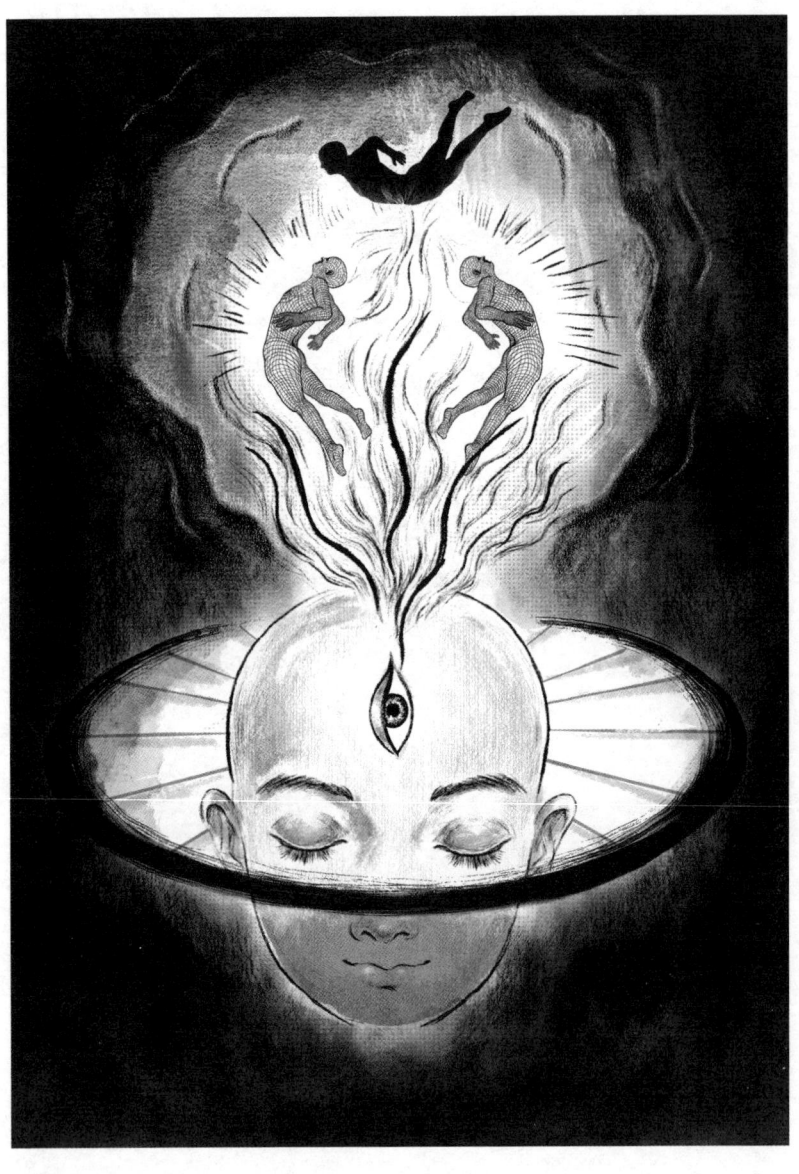

第一部
自我的科学

The Power of Meditation
Towards Haṭha Yoga Meditation

第一章 · 冥想如何定义
第二章 · 冥想在《瑜伽经》中
第三章 · 冥想在《薄伽梵歌》中
第四章 · 冥想在哈达瑜伽经典中
第五章 · 冥想,认识自我即疗愈自我

第一章 冥想如何定义

明象： 古鹿老师，时间过得真快啊，认识您已经七年了，从您这里学到了很多知识，也学会了很多为人的道理，内心充满了感激之情。好几年来，我一直在思考有关冥想的问题。你曾经教导我的冥想方法，我也一直在实践，给我带来了莫大的益处。这次来看望老师，我想就冥想问题系统地询问您，希望得到您的帮助，消除我的困惑。

古鹿： 明象啊，很高兴你来看我，我看你的气色很好，精神饱满，让人喜悦。我教的冥想方法，你能坚持这么久，真让人佩服。今天，你来咨询有关冥想的问题，我希望我们进行系统的探讨，可能花费你不少的时间，我建议录音下来，并整理成文字，最后出一本有关冥想的书籍。这本书或许可以帮助其他对冥想感兴趣的人。

明象： 老师，太感谢了。按照您的盼咐，我把我们的交流录音下来，然后尽快整理出来。对我们的交流，我已经迫不及待。

古鹿： 我们先界定我们交流的范围。冥想是非常复杂的，要真正弄明白冥想以及真正的实践，需要投入大量的时间和实践，也就是要躬身入局。鉴于冥想在当今时代的流行以及它所带来的巨大影响，我们要耐心地看看冥想的方方面面。但你知道，老师多年来从事的研究属于瑜伽、阿育吠陀和吠檀多哲学，所以，我要谈的冥想主要涉及的就是这些方面，不准备讨论诸如耆那教、佛教、道教、西方哲学（如新柏拉图主义）和宗教中的冥想。另外，我们也注意到国内外对冥想的研究很广泛，我们考虑更多地从自己的视角、从哈达瑜伽的角度来探讨冥想。

明象： 老师，这还是第一次听您说哈达瑜伽冥想。在我的脑子里，哈达瑜伽主要是探讨体位的，也涉及一些清洁法和调息法。如今，您要系统谈论哈达瑜伽冥想，真是瑜伽人的福分。

古鹿： 不是，很多人对哈达瑜伽有不少误解呢！今天普通人谈的哈达瑜伽和历史上的古典哈达瑜伽有很大的差别。正如阿利斯戴尔·希勒（Alistair shearer）注意到的：

> 今天打着"哈达瑜伽"旗号的瑜伽课程与古典哈达瑜伽大相径庭。简单来说，在15世纪的印度，即哈达瑜伽经典作品《哈达瑜伽之光》写成之时，"哈达瑜伽"的含义与它在21世纪的西方世界中的含义截然不同。[1]

同样地，古典哈达瑜伽和当前中国流行的哈达瑜伽有着天壤之别。

明象： 有什么差别呢？

古鹿： 我们就谈几点吧。首先，它们在瑜伽目标上的不同。古典哈达瑜伽是为了达至三摩地，也就是最终的自由。当代哈达瑜伽主要关心的是身体的健康、美丽、减压、塑身、康复。其次，在瑜伽人群上的不同。古典哈达瑜伽修习的人显然有限，师徒传承明显，主要是男性。当代哈达瑜伽修习的人群广泛，并且以女性为主。第三，在哲学观上的不同。古典哈达瑜伽的一个基本哲学立场是透过身体达到瑜伽的目标；而

---

[1] ［英］阿利斯戴尔·希勒著，罗金、潘丽妃译：《瑜伽新史：从古印度到现代西方》，北京：社会科学文献出版社，2024年，第4页。译文有修改。

当代哈达瑜伽则是基于身体本身，身体就是目的。我们基于古典哈达瑜伽和当代哈达瑜伽的差异而进一步探讨的冥想也会有明显的差异。

明象：老师，您说到了哈达瑜伽冥想，我们就把注意力转移到冥想上吧。说起冥想，我就会想到不食人间烟火的苦修者在喜马拉雅山上某个山洞里的情景。我在书上读到，冥想者在寒冷的山上冥思苦想，最后达到觉悟，修出无法想象的巨大能力。老师，苦修和冥想是不是总是在一起的？

古鹿：在传统的理解中，人们总容易把冥想和苦修结合在一起，并且总和普通人的生活分离开来。但我们不能总停留在这样的理解和意象中。我们需要对冥想有更深入、更客观的认识。

明象：请告诉我，冥想的真实含义。

古鹿：英文中meditation一词来自古代法语meditacioun一词，而该词来自拉丁词meditatio。Meditatio发端于其动词meditari，其意思是"思考、沉思、设计"。

在古代印度，表达冥想的词是梵文dhyāna，它的意思是"沉思、反思、深刻而抽象的冥想"。Dhyāna一词的词根dhi，意思是"想象的愿景"，并且和拥有知识、智慧和口才的女神萨拉斯瓦蒂有关。

明象：哈，从您这个解释看，冥想和苦修并不是非得结合在一起。

古鹿：是的。但苦修中的冥想可能会更加专注，不受任何影响，也会带来更加明显的效果。所以，你看古代印度的瑜伽士，他们总是把冥想和苦修有机结合。神话中，瑜伽之主希瓦（湿婆）是苦修者，也是冥想者。在中国佛教中，dhyāna被理解为禅，从事冥想就是禅修。禅修并不意味着苦修。随着时代的发展，冥想在西方逐渐走向去宗教化，社会上盛行的是非宗教化的冥想（dhyāna），即正念（mindfulness）实践。

明象：您的意思是，冥想可以和苦修结合，也可以没有直接关系。古代冥想可能和宗教实践结合，而当代西方人的冥想普遍去宗教化，甚至不用冥想一词，而用正念一词。是这样吗？

古鹿：差不多是这个意思。但也有人喜欢把正念和冥想一起用，叫正念冥想。事实上，对于当代普通人，他们所理解的冥想同样是世俗性的，并没有和宗教有什么真正的联系。因此，我们此时谈论的冥想并不涉及宗教上的联结，同样是把冥想视为一种探索生命、认识自我、身心调理的自我管理的艺术。

明象：老师，记得您在《阿育吠陀瑜伽》中谈到了帕坦伽利传统的冥想、吠檀多传统的冥想、虔信传统的冥想以及阿育吠陀瑜伽传统的冥想。这次您要以某种方式重新谈论它们还是谈论不一样的内容？

古鹿：我想不能重复，但也不可能没有关系。在这次讨论中，我们的关注重点是哈达瑜伽冥想，而不是其他类型的冥想。但哈达瑜伽冥想和其他冥想也会有关系。

明象：能简单介绍它们之间的关系吗？

古鹿：在不同文化传统中都存在类似冥想的思想和实践，我们不能对所有文化传统中类似冥想的思想和实践都予以讨论。这里主要涉及各种瑜伽、吠檀多中的冥想。

第一，帕坦伽利瑜伽（数论瑜伽）传统的冥想。这一冥想是基于原人和原质二元对立的数论传统的冥想。数论瑜伽有一套精微的哲学，但要实践这一哲学，需要具体的方法，这方法来自帕坦伽利的瑜伽实践方法。在他的瑜伽实践中，冥想是一种持续的专注。哈达瑜伽也强调专注，但和帕坦伽利瑜伽持有不同的宇宙观，它是一元论的，和吠檀多哲学一致。通过冥想修行分辨原人和原质，最终达至不被原质束缚的境界。哈达瑜伽强调的则是合一。

第二，吠檀多传统的冥想。以商羯罗为代表的吠檀多不二论哲学是彻底的一元论。吠檀多冥想，核心是梵我一如，这和哈达瑜伽冥想之路一致。但吠檀多重点并不在能量上，也不是在身体呵护和运用上。哈达瑜伽重视身体的呵护和运用，利用身体作为手段，让能量进入中脉，唤醒昆达里尼，其冥想自然重视心意消融于能量。唯有能量进入中脉，才能达至最终的三摩地。所以，在哈达瑜伽冥想中，脉轮冥想受到高度关注。

第三，虔信瑜伽传统的冥想。在印度的诸多修持传统中，有一个非常强大的虔信传统。根据该传统，人们修持是为了和至上之主（一般是通过择神形式体现）合一。为了这种合一，发展了极其丰富多彩的虔信生活方式，冥想是其中之一。一般而言，人们都是通过冥想主体的身体形象来达成的，例如冥想主的莲花足，也可以冥想有关主的逍遥故事。这是一种很特别的冥想方式，是一种视觉化的方式。通过这种方式的修持可以有效地将我们的私我消除，从而让我们进入一种合一之境。哈达瑜伽冥想也接受了虔信瑜伽传统的视觉化冥想方式，特别是在有德（有形）冥想中。

第四，阿育吠陀瑜伽传统的冥想。明象，你都认真读过我的《阿育吠陀瑜伽》《健康的身体　有趣的灵魂》，自然知道阿育吠陀的一些知识，也知道阿育吠陀关注人的身心健康。阿育吠陀的最终目标也是人的最终解脱和自由，但它所做的主要工作是基于个体体质差异的身心健康。而阿育吠陀瑜伽是一种瑜伽，其目标是三摩地。不过，它强调了过程的重要，强调身心的健康对于生命的最终自由是不可或缺的。所以，阿育吠陀瑜伽的冥想特别重视个体的体质差异，强调有效管控个体身心健康，让个体可以更有效地达至冥想的至高境界。哈达瑜伽在传统上已经考虑到了阿育吠陀思想的运用，这可以在《哈达瑜伽之光》《格兰达本集》《雅伽瓦卡亚瑜伽》的经文中看到，它们都注意到了人的体质和瑜伽实践之间的密切关系。所以，哈达瑜伽冥想不会去违背阿育吠陀的原则。

明象：哇，老师，经您这么一说，让我清晰地看到四类瑜伽冥想的特点，我可以拿去和朋友们吹牛，说我知道冥想的奥秘了，并且可以评论人家的冥想有这个问题、那个问题，这里不清晰、那里不清晰了。

古鹿：要谦虚，不要这样想。人家学习冥想、实践冥想，都是认真的，不可以随便去评论人家。我们这里回顾了四类冥想和哈达瑜伽冥想的差异，目的是为后面全面探讨哈达瑜伽冥想做准备。

明象：老师，既然都是冥想，冥想是否有共同的地方？您说那么多的差异，会不会让人感到冥想就如一个大杂烩？

古鹿：这是一个好问题啊！既然都称为冥想，自然应该有共同的地方。通过考察不同的冥想，人们发现冥想涉及心（心意）、自我和方法技巧。所有冥想都可以从这三个点去分析、去运用。通过管理心（心意），消除种种遮蔽，认识自我，而这些都需要通过不同的方法技巧来实现。

以《瑜伽经》为例，《瑜伽经》说瑜伽是约束心的波动。我们不认识自我，是因为我们被心的波动遮蔽了。所以，《瑜伽经》是一门有关心的学问。《瑜伽经》提供的八支修法则为心的管理提供了切实可行的方法。

类似的，在吠檀多哲学中，我们最重要的是不要被摩耶（虚幻能量）所束缚，要直抵自我的本质，采取"目击"等冥想修法来认识自我。

像阿育吠陀瑜伽，采取的冥想方法只是兼顾了身体体质而已，其实也没有非常特别的。当然，能主动关注这一点，也算是阿育吠陀瑜伽冥想的特色。

在虔信瑜伽传统中，通过冥想神圣对象，从而达至摆脱私我、认识真正自我的境界。明象啊，你如果认真阅读《哈达瑜伽之光》《雅伽瓦卡亚瑜伽》，就容易理解通过能量、达到融合、认识真我（梵我一如）的至高境界。

明象：老师啊，太好了，这一下子让我明白，冥想的根本在于认识自我。这个结论对吗？

古鹿：对！

明象：冥想就是通过不同的方法技巧进行持续专注的习练而达至对自我的认识。这样理解冥想，甚至界定冥想，可以吗？

古鹿：可以。

明象：同时，我也听出来了，老师您说的冥想被纳入了您一直来所重视的生命管理之中。冥想是生命管理的重要一环。您在《瑜伽经》的注释中告诉我们，帕坦伽利的《瑜伽经》是一部生命管理的经典著作。《瑜伽经》中的八支则是管理的"套路"而已。

古鹿：算你聪明，能举一反三地思考。冥想是为了认识自我，如果我们能从生命管理的角度来理解冥想，而不是把冥想视为孤零零的一个对象，那是很有现实意义的。

第二章 冥想在《瑜伽经》中

明象： 老师，人们谈瑜伽，首先会关注瑜伽的经典，即帕坦伽利的《瑜伽经》。这部经典是否重点论述了冥想？

古鹿： 明象啊，你问到点子上了。《瑜伽经》的重点确实在冥想。帕坦伽利说，瑜伽是约束心的波动。而这个约束的重点在于冥想。你对《瑜伽经》已经有了不少的认识，已经熟悉多部瑜伽作品，例如《帕坦伽利〈瑜伽经〉及其权威阐释》《〈瑜伽经〉直译精解》《生命的管理：〈瑜伽经〉72讲》《健康的身体 有趣的灵魂》。你虽然熟悉它们，但不一定对冥想有真正系统的认知。这里，我们换个角度来专门讲讲《瑜伽经》中的冥想。

明象： 谢谢老师，明象洗耳恭听！

古鹿： 帕坦伽利被称为"瑜伽之祖"，他坚持瑜伽是为了达至三摩地。在《瑜伽经》第一章三摩地篇，他为瑜伽确立了最高目标，即三摩地。一般人不会想得那么高深，所以我们需要明确，帕坦伽利的瑜伽和我们今天人们所谈论的或者所渴望达至的瑜伽有着质的差别。但不能怀疑，有少数人依然会认同帕坦伽利的最高纲领主义，认为瑜伽的实践就是为了达至三摩地，彻底解决人的痛苦烦恼的问题，获得最终的自由。

明象： 您是说，大众谈的瑜伽和经典中的瑜伽不一样？

古鹿： 是的。

明象： 但我们不能只迎合大众的理解，注意到大众的理解的同时，我们还需要认识帕坦伽利瑜伽本来的样子。

古鹿：是的。帕坦伽利《瑜伽经》是基于数论哲学的实践艺术。它首先为我们确立了瑜伽的最高目标，即三摩地。这一目标的实现，其实就在于我们认识到原人和原质不同，并认识到自己是原人，而非原质。我们的问题是我们错误地认同了原质。基于数论哲学，一个人一旦认识到这一点并不再认同原质，这个人就解脱了，就达至独存之境。

帕坦伽利认同数论哲学，但他同时认为，我们只在理智上认识到原人和原质的不同，并认可自己是原人而非原质，这是不够的。我们还需要通过具体的实践，让自己真正达至这一境界，这具体的实践就是瑜伽。所以，数论和瑜伽可以被视为姐妹关系。

明象：数论和瑜伽是一对姐妹。数论重认知的改变，瑜伽重实践的印证。

古鹿：帕坦伽利为了印证数论，提供了实践的步骤，那就是阿斯汤加瑜伽。阿斯汤加的字面意思是"八支"。八支就是禁制、劝制、坐姿、调息、制感、专注、冥想和三摩地。禁制包含了不杀生、不说谎、不偷盗、不纵欲、不贪婪。劝制包含了纯净、满足、苦行、自我研习和顺从自在天。经过分析可以知道，第一、第二支属于道德范畴，它们保证了我们瑜伽修习的可行性。第三、第四支是在调身，让这个个体的身体适合于修习。前四支被视为外支，第五支是转折性的，它让人从对外在对象的关注转向对内在的关注。这是走向真正的瑜伽之路必须经历的。专注、冥想和三摩地这三支被视为内支，核心就是冥想。外支服务于内支，而制感介于外支和内支之间，有时可以被视为外支，有时可以归为内支。所以，关于制感这一支，根据个人偏好，归外支还是内支都是可以的。在这里，我们把制感归为冥想的一个预备，倾向于把它视为独立的一支,即外支和内支之间的一支。

明象:老师,帕坦伽利把专注、冥想和三摩地这三支统称为"专念"。他在《瑜伽经》第三章谈到各种瑜伽的力量时,都是用专念。通过专念获得了各种神奇的瑜伽力量。

古鹿:是的。专念是专注、冥想和三摩地的统称。但你要知道,在帕坦伽利这里,专注的持续就是冥想,冥想达到某个程度就是三摩地。所以,在他这里,专注、冥想和三摩地是一个持续的过程,并不是对立的,它们之间也没有绝对的边界。专注到了某个程度也就是冥想,再到某个程度就是三摩地。所以,我们有时也没有必要对专注、冥想和三摩地做太多的切割。

明象:从您的解释看,帕坦伽利的冥想其实就是一种持续的专注,是让自己的心意专注于各种对象。问题是,为何通过专注于某种对象就可以让心平静,并最终可以认识到自我呢?这个太难以理解了。

古鹿:从理论上说,确实很难理解。但你实践了就可能亲证到。

明象:老师,能否更具体地谈谈专注于某种对象可以带来心的宁静?

古鹿:一个人心意总是飘忽不定,自然会有各种各样的体验。有的体验是担心,有的体验是恐惧,有的体验是喜乐,有的体验是抑郁,有的体验是犹豫,有的体验是纠结,有的体验是愤怒,有的体验是激动,有的体验是后悔,有的体验是兴奋,有的体验是嫉妒。所以,人的心意是不断起伏波动的。而波动可能带来痛苦,也可能不痛苦。帕坦伽利认为,它们最终都是轮回性的,最终都是痛苦的,但这并不意味着否定日常生活中的快乐、喜乐、愉快、美好。帕坦伽利是在终极意义上进行讨论的。而冥想最终将平息我们的心意波动,消除我们的痛苦。冥想,让我们的心意集中于一个对象上，这就帮助我们避免过多的念头干扰。

明象，有一点很重要。帕坦伽利谈的冥想和我们一般人谈的冥想的要求不同。我们普通人谈冥想可能没有考虑冥想有什么特别的条件，但帕坦伽利的冥想是基于一套成熟的哲学理论的。在这一哲学中，世界的一切都是原质。这个原质呈现为萨埵（善良）、罗阇（激情）和答磨（愚昧）三德。要进入帕坦伽利的冥想之境，需要培养和提升人的德性，即摆脱罗阇（激情）和答磨（愚昧）之德性，更多体现出萨埵（善良）之德性，冥想才是有保障的，才是可能的。

明象： 明白了，帕坦伽利的禁制和劝制，其实是在培养人的德性，让人摆脱罗阇（激情）之德和答磨（愚昧）之德，进入萨埵（善良）之德。要达至瑜伽三摩地，需要把人的德性提升到萨埵（善良）之德层面。否则，瑜伽的修持不可能走向帕坦伽利所认可的三摩地。

古鹿： 你的理解十分正确。

明象： 所以，《瑜伽经》的专念一定在德性培养之后。如果没有培养起萨埵（善良）之德，专念就不会有理想效果。

古鹿： 既然知道了这一逻辑，也就知道如何去习练帕坦伽利的冥想了。帕坦伽利要我们管理我们的心，先要管控好我们涣散的心。帕坦伽利在《瑜伽经》第一章探讨了走向心的平静、避免心之涣散的艺术。这些修法属于很具体的实践技巧。有人认为，《瑜伽经》第一章就是独立完整的，因为它提供瑜伽的目标，提供消除心之涣散的方法，告诉我们实践三摩地的不同阶段。在这里，帕坦伽利提供的七大专注法就可以被理解为七大冥想法。

艾扬格等瑜伽士认为，《瑜伽经》第一章是为那些成熟的瑜伽修持者服务的，他们很自觉地走向瑜伽之路，采取合适的方式管控自己心的涣散。而第二章、第三章则是为普通的瑜伽修持者服务的。可以说，阿斯汤加（八支）瑜伽是为普通瑜伽人实践瑜伽所提供的指导。帕坦伽利之所以要明确提出禁制和劝制的要求，就是为了让普通的瑜伽人可以得到规范，走向萨埵（善良）之德。而对于高级的瑜伽人，他们的本性善良，基本上无须外在的规范。

明象： 老师啊，您说得太好了。这让我明白，《瑜伽经》第一章是服务成熟的瑜伽人的，他们潜在的德性已经很好，一说就明白，一练就见效，对于他们，可以直接教导专注法（冥想法），以达至不同的三摩地境界。而后面几章，是服务普通人的，他们需要得到比较规范而严格的训练，才能使德性适合于进入三摩地。所以，阿斯汤加（八支）瑜伽是针对普通瑜伽人的。这样概括合适吗？

古鹿： 明象，这样的概括是很合适的。另外，也有研究提出，第四章并不是帕坦伽利编撰《瑜伽经》时就有的，而是后人加入的。你看啊，第一章就是完整的，而第二、第三章是为了普通人提供的瑜伽教导。第四章显得有点多余，并且有的内容和前面有重复感。如果是这样，你可以把《瑜伽经》分为三部经。第一部，只有第一章。第二部，只包含第二、第三章。第三部，包含第一、第二、第三和第四章。

明象： 老师这样看待《瑜伽经》，很大胆啊！但逻辑上似乎也合理，从实践的角度看，也合理。请老师具体谈谈帕坦伽利的七种专注（冥想）法吧。

古鹿： 帕坦伽利认为，人心涣散，心无法稳定，必然成为瑜伽障碍。他为我们提供了让心涣散的九个方面，分别是疾病、疲倦、怀疑、拖延、懒惰、欲念、妄见、精神不集中和注意力不稳定。一个人想走向瑜伽目标，心向往三摩地，但因为种种原因，其心涣散，是无法达成目标的。所以，针对人在瑜伽修习途中的障碍，帕坦伽利直接提供了具体的修习方法，可以让人快速达至三摩地。这七种方法分别是：培德法（《瑜伽经》1:33）、调息法（《瑜伽经》1:34）、观感法（《瑜伽经》1:35）、观光法（《瑜伽经》1:36）、观心法（《瑜伽经》1:37）、观梦法（《瑜伽经》1:38）、安愿法（《瑜伽经》1:39）。

明象： 老师，您不是说帕坦伽利在如何实践的"术"上并不清晰具体吗？这些方法并没有逐个清晰地论述？

古鹿： 是的。这些是法，帕坦伽利在《瑜伽经》中说到了。但在如何具体操作上并没有明确。帕坦伽利的《瑜伽经》谈到了"道"和"法"，但没有提供太具体的"术"。这个"术"需要得到帕坦伽利的亲传才是。但他不在了，我们见不到他。在某种意义上，帕坦伽利的直接传承已经断了。如果我们今天基于他谈的"道"和"法"，也就是背后的哲学（"道"）、涉及的理论阐释（"法"），发展出具体的"术"，原则上是可以的。我们在具体如何静坐、调息、制感等方面，都可尝试探索。

明象： 如果是这样，我们普通人学习《瑜伽经》，可能会面临无法真正实践的困境。

古鹿： 是的。所以，我们要么找到合适的导师指导，要么自己不断探索，找到适合自己的"术"。只要不违背帕坦伽利所说的"道"和"法"，就可以被视为合理的。

明象： 这会不会有很多的"术"？

古鹿： 会的。"术"的目的是"效果"。为了达成效果，不违背"道"和"法"的，都是可以的。帕坦伽利本人给当时的弟子提供的"术"是相对固定、有限的，但这并不意味着后人在运用中不能出现其他"术",也不意味着不能让帕坦伽利提供的"法"之实践固定不变——事实上,我们也不知道帕坦伽利本人是如何具体实践这些"法"的。所以,我下面给你的解释都是基于我自己的理解。

明象:明白了,谢谢老师的仁慈。学生洗耳恭听。

古鹿:这七种冥想法分别是:"培德法""调息法""观感法""观光法""观心法""观梦法"和"安愿法"。

明象:老师,为什么说培养德性就可以被视为冥想呢?

古鹿:我们的心如果平息,不会有真正的波动,自然就回到本来的状态。但我们会被不同人的状态所干扰,从而陷入波动之中,自然不可能进入圆满之境。这也暗示了,通过德性的培养可以让人进入一种心的良好管控状态。帕坦伽利说:

> 心的平静来自对德性的培养:对幸福者友善和对不幸者慈悲、对有德者喜悦和对邪恶者冷漠。(1:33)①

在这里,帕坦伽利认为我们心的平静,专注于我们的德性就可以达成。但如何专注于我们的德性呢?帕坦伽利提到了四类人以及相应的四种态度。这四类人是:幸福者、不幸者、有德者、邪恶者。相应的四种态度是:对幸福者友善、对不幸者慈悲、对有德者喜悦、对邪恶者冷漠。

乍看之下,这种道德教导,似乎和冥想关系并不密切。但可能我

---

① [古印度]帕坦伽利著,王志成译著:《〈瑜伽经〉直译精解》,成都:四川人民出版社,2019年,第65页。

们并没有真正理解帕坦伽利。冥想是一种朝内的行动，是修行者面对自己的习练。对幸福者友善，很多人并不容易做到。看到人家幸福，我们内心可能并未怀着友善，而是嫉妒、提防，这会唤起我们内在不好的欲望。例如，有同学、同事买了漂亮的房子，过着美好的家庭生活，赚着大笔的金钱，而在职务上也得到提升，这时，你可能心中不快，你不是对如此幸福的同学、同事友善，而是避开他、提防他、嫉妒他，在某些地方还想拆他的台，内心很难赞美他，接纳他。

明象： 所以，对幸福者的友善不是一下子就可以达成的，而是需要一个不断培养的过程。

古鹿： 你说得对。培养某种德性就是一个过程，培养过程都可以被视为冥想的过程。对不幸者慈悲、对有德者喜悦、对邪恶者冷漠，都是需要培养的。我们可以集中时间来培养自己。例如，我们可以设计若干情景，让我们参与其中角色，观察我们在面对这四种人时的内心初始反应。如果我们出现的念头和感觉并不是帕坦伽利所要求的，我们就需要反思、自我改进、转念，直到培养出好的合适的德性，并将其稳定。

生活是我们的导师。我们每个人都会和不同的人打交道，每天都会遇到不同的人。有人生活幸福，有人生活充满不幸，有人道德高尚，有人冷酷无情，当然，也有太多的人平平淡淡、碌碌无为、一事无成。不同的人都是我们培养德性的"道场"。

如果是基于我们个人生活经历和遭遇来理解和培养，那么我们可以对过去某个有德性的人进行冥想，让帕坦伽利所期待的那种德性在我们心中自发形成。这一冥想过程可以采取更加具体的实践方式。例如，我们面对一个幸福者时曾经在心里出现过什么心态，如果不是友善的，而是诸如嫉妒、防备、拆台的心态，我们就需要观察自己的心态、目击自己的心态，并从中抽离出来，尝试改变心态，提升德性。

还有一种方式可以快速提升我们的德性，即通过看文学和影视作品来提升。也许单纯地看文学和影视作品，效果还没有那么好，而当我们沉浸在作品中设想自己身处某个具体情景，通过冥想其中的细节、反思其中人物各自的反应及其后果，并将帕坦伽利的德性态度和作品中具体人物的德性以及态度对比，最终让自己认同帕坦伽利所说的德性，进而培养起这样的德性。有的人看了大量的文学和影视作品，但大多不可能有效培养起帕坦伽利所说的德性，只有主动地专注冥想，才会在有限的时间内达成效果。

明象：老师，经过您这么一解释，我明白培养德性为何可以被视为冥想了，同时也知道如何有效地去培养自己的德性了。

古鹿：调息法作为冥想，涉及人的能量的管理。帕坦伽利知道，通过呼吸可以达至专注，可以进入冥想。他提到了四种形式的住气。但对更具体的调息冥想，他并没有展开。关于调息冥想，我们在《调息法70种》中已经谈到70种调息法。其中很多种调息法都可以被视为极好的冥想法。另外，在讨论哈达瑜伽冥想的时候，我们还会再涉及调息法，届时可再具体展开。

明象：老师，根据您的指导，我们可以去自己探索帕坦伽利提到的观感法、观光法、观心法、观梦法和安愿法。它们的实践可以带来心的平静，并有可能达至三摩地。老师，这里我有一个问题，通过这些方法实践，真的能进入真正的冥想，有可能达到三摩地吗？

古鹿：明象啊，要有信心。这些方法可以让你的心平静，而帕坦伽利也告诉我们：

纯净的水晶会接受离它最近的物体的色彩，心也一样，当约束了心的波动时，就会达到认知者、认知对象以及认知的同一。这种与认知对象的同一被称作三摩地。（《瑜伽经》1:41）[①]

所以，你放心，经典保证了此说法的可靠性。充满信心，努力践行，是根本出路。

[①] ［古印度］帕坦伽利著，王志成译著：《〈瑜伽经〉直译精解》，成都：四川人民出版社，2019年，第77页。

第三章　冥想在《薄伽梵歌》中

明象：老师，我们谈论了《瑜伽经》中的冥想问题，但我昨天晚上失眠了，因为我遇到了巨大的难题。您说的都很好。但我却困惑了，这个困惑就是，冥想者是谁的问题。您的书我都很努力地阅读、思考、做笔记、整合，但我依然对谁是冥想者的问题感到困惑。您能帮我解决这个问题吗？

古鹿：哈哈，明象，你是一个好学生，会思考，我喜欢。关于冥想者的问题，我思考过很多，研究过很长时间。今天，我和你分享。我的分享代表了我的理解，希望对你有启发。

明象：感谢老师，期待老师的分享。

古鹿：冥想者的问题，是一个很复杂的问题，或许需要花费大量的时间来讨论。

我们可以对冥想者做一个层层推进的认识。

第一层，我们这个带有肉身意识的自我。这个带有肉身意识的自我属于原质范畴。我们通常有一个自我意识的主体就是冥想者。这个冥想者就是普通人所谈的相对模糊的"我"。

第二层，这个自我呈现为愚昧自我（答磨我慢）、激情自我（罗阇我慢）或善良自我（萨埵我慢）。这个自我（我慢）被不同能量主导，就体现出不同的"我"。我们做冥想，这个"我"可能是愚昧自我（答磨我慢），也可能是激情自我（罗阇我慢），还可能是善良自我（萨埵我慢）。

第三层，冥想包含了"我"的迭代。开始的时候，冥想者的自我意识比较模糊，但慢慢地，这个"我"会迭代，可能从愚昧自我（答磨我慢）上升到激情自我（罗阇我慢），再上升到善良自我（萨埵我慢）。我们在修行的路上，在冥想的途中，这个过程的发生是内在的，自己反思就可以体验到，他人通过观察也可以体验到。不是说，冥想者都是一样的，其实很不一样。

第四层，冥想者认知提升，超越三德，就变成了纯粹意识。这时，其实冥想者已然消失了。在数论瑜伽中，这时候，冥想者已经达到原人和原质分离的境界，也就是达到了独存之境。一旦达到独存，原人归原人，原质归原质，冥想的活动消失，不存在冥想者、冥想对象和冥想实践之间的差异，也就是说，独存之境中这一三元组并不存在。明象，如果你去阅读我翻译并注释的《直抵瑜伽圣境——〈八曲仙人之歌〉义疏》（新版改名为《觉知真我的旅程：〈八曲仙人之歌〉精解》）就会发现，八曲仙人是反对任何冥想的，因为纯粹自我不需要冥想。

明象： 这样看冥想者，真让我茅塞顿开，内心喜悦。现在，我想请老师谈谈《薄伽梵歌》里的冥想。您之前出版了一部大众版的《薄伽梵歌》，有数据显示这书很受读者欢迎。大家对《薄伽梵歌》的肯定和赞美毋庸置疑，谁读谁受益。老师，我在多年前也读过另一版本的《薄伽梵歌》，但没有留下什么深刻印象，也搞不明白里面很多内容。自从我读了您这个译本，一下子让我对这部经典有了亲切感。每一章都有一个重要的主题。我发现第六章重点讲解了冥想。我想老师能否就《薄伽梵歌》中的冥想问题专门谈谈，让我可以更清晰地理解、更有效地实践？

古鹿：《薄伽梵歌》是印度史诗《摩诃婆罗多》的"毗湿摩篇"中的一个插曲。鉴于这个插曲的重要性，其被独立出来传播，以至于《薄伽梵歌》的地位超越了《摩诃婆罗多》。《薄伽梵歌》有着无数的译本和注释版。你提到的我们这个译本是由国际薄伽梵歌协会会长罗摩南达·普拉萨德（Ramananda Prasad）英译并注释，他这个版本语言通俗易懂，充满了灵性气息。《薄伽梵歌》是历史上最著名的宗教哲学对话录，其对话发生在俱卢族和般度族发生大战之际，般度族阿周那和他的导师兼朋友克里希那之间。对话中，阿周那讲述了遇到的种种困惑，克里希那都给予了明确的教导。全书分18章。每章给予一个"瑜伽之名"，其实也就是一个主题。其中第六章专门讨论冥想。

明象：我想知道《薄伽梵歌》中的冥想有什么特别之处。

古鹿：通过深入分析可以知道，帕坦伽利《瑜伽经》和《薄伽梵歌》的背后哲学存在巨大差异。《薄伽梵歌》背后哲学是综合性的，吸收了数论哲学的思想，但并不和诸如《数论颂》中的数论哲学完全一样。很明显，《数论颂》中的哲学不相信有至高的神性存在，而《薄伽梵歌》却立足于至上的主毗湿奴，其化身就是克里希那。

明象：那么，老师，能不能从冥想的角度谈谈《薄伽梵歌》中的哲学呢？

古鹿：我们以冥想者为中心，了解下这背后的哲学。《薄伽梵歌》尽管吸收了数论的思想，但似乎和我们在《数论颂》中所阐发的思想有很大差异。例如，数论哲学认为，原人和原质是两个对立的范畴，但《薄伽梵歌》同时认为，在它们之上有一个更高的范畴在统摄，所以《薄伽梵歌》不是二元论，而是一元论的。在瑜伽士的修持思想中，瑜伽士需要认识到自己是一个独立的灵魂，这个独立的灵魂需要摆脱原质三德的限制。瑜伽士要意识到自己是灵魂，这个灵魂类似于数论中的原人。但《薄伽梵歌》并不停留在这一层面。瑜伽士不仅要意识到自己是灵魂，意识到这个灵魂受到原质三德的限制，他还需要意识到自己这个受限制的灵魂就是那个不受限制、永恒不灭的自我（阿特曼），而这个阿特曼就是至上的梵（纯粹意识）。人可以通过托庇于至上自我（至上之主）而超越原质三德的限制。所以，一个真正的瑜伽士需要意识到自己是灵魂，是不朽的纯粹的灵魂即阿特曼，自己与至上的灵魂（纯粹意识、至上自我）是一体的、同一的。当一个瑜伽士有此意识和觉知，他就能解决一切问题，达到终极的自由。

明象：老师，这纯粹是哲学嘛！和冥想又有什么关系呢？

古鹿：明象，冥想在《瑜伽经》《薄伽梵歌》里都是有"哲学道理"的啊！你要知道，你的冥想是在不同的哲学或思想系统中的。不要把冥想太神秘化，它离不开其背后的哲学。西方天主教的修士或默观或冥想或祈祷，是基于天主教的神学、教理以及神话系统。类似的，佛教、印度教、道教中所从事的冥想或类似冥想的修行活动，都承载着各自的哲学思想。

明象：所以，冥想一方面可以让我们摆脱种种束缚，达到更高维度，另一方面也将我们限制在相应的哲学、神学、教理和神话系统中。

古鹿：你的理解十分正确。不要指望冥想可以达到超越一切的境界，而是要立足自身所接纳的系统，在该系统中通过冥想或类似冥想的修持，让自己摆脱生活中的种种痛苦、烦恼，让心平静。

明象：如果是这样，那么在一个系统中冥想又有什么意义呢？

古鹿：当然有意义。我们尊重每个系统的冥想或类似冥想的实践，这对世界的和平十分重要。在单一的系统中，冥想可以带来巨大的益处。

科学研究表明，冥想可带来种种益处，你可以在很多书籍中找到解释，并且各种系统中的冥想以及类似冥想的实践都会带来相似的身心效果，这可以被视为共同的部分。但我要告诉你，通过冥想，可以在自身系统中让自己得以澄清，让心平静，可以开智慧。也就是说，在一个系统中，冥想可以帮助冥想者升维，达到更高的认知维度。然而，每个系统的背景大概率是不一样的。正因为如此，我们讨论不同系统的冥想以及类似冥想的实践是有意义的，我们不要相信这样的观点或看法，即不管是谁，通过冥想都可以达到同样的境界，最终都是一样的。

明象：明白了，老师。所以，我们可以把《薄伽梵歌》理解为一套宏大的哲学系统，这一系统提供了一套它的实践方式，目的是为人提供解决种种人生问题的指导。在这一系统中，冥想显然是重要的一环。

古鹿：没错。《薄伽梵歌》可以被视为"印度教"的"圣经"。它为印度教徒提供了最基本的哲学思想观念以及实践指导。一个人长期浸淫在《薄伽梵歌》中，他就可以在认知上得到极大的提升。当然，如果他不是进入《薄伽梵歌》，而是其他传统，同样可以让自己的认知提升，但他们所呈现的背景是不同的。他们都可以是人格高尚、智力健全、信仰坚定的人，但他们就是很不一样，并且他们体验到的境界也是那么的不同，甚至是相互抵触的。

明象：所以，《薄伽梵歌》提供了自己的冥想系统，这个系统显然不同于诸如佛教系统、耆那教系统、道教系统。那就让我们看看《薄伽梵歌》中的冥想吧。

古鹿：《薄伽梵歌》中的冥想要处理的核心问题和《瑜伽经》类似，是心意问题。克里希那说：

自己的心意必须用来提升自己，而不是降低自己。心意是我的朋友，也是我的敌人。对于控制住心意的人来说，它是朋友；对于没有控制住心意的人来说，它就是敌人。（6.05-6.06）①

所以，和帕坦伽利《瑜伽经》一样，《薄伽梵歌》的冥想也是处理心意问题。克里希那告诉阿周那，心意需要得到控制，要让它成为我们的朋友。普拉萨德在注释中指出，心意如果被原质三德控制，心意就是束缚的原因；如果它系于上主，就会成为解脱的原因。一个瑜伽士就是要控制好他的心意，不要被感官对象所控制。人一旦控制了心意，人的感官就受控于心意。你一旦成为心意的主人，你就是所有感官的主人。

一个瑜伽士通过冥想，控制住自己的心意，无论面对冷热、苦乐或荣辱，都可以保持平静，心意专注于至上自我。一个真正的瑜伽士，是觉悟自我知识，保持平静，对一切一视同仁的。克里希那说：

拥有自我知识的自我觉悟的人，被称为瑜伽士。他心意平静，控制了感官。在他看来，泥土、石头、金子都是同一不二的。（6.08）

公平对待同伴、朋友、敌人、中立者、仲裁者、憎恨者、亲戚、圣人和罪人，这样的人卓尔不凡。（6.09）②

---

① ［印］毗耶娑著，［美］罗摩南达·普拉萨德英译并注释，王志成、灵海汉译：《薄伽梵歌》（注释本），成都：四川人民出版社，2015年，第119页。
② ［印］毗耶娑著，［美］罗摩南达·普拉萨德英译并注释，王志成、灵海汉译：《薄伽梵歌》（注释本），成都：四川人民出版社，2015年，第121页。

为了达至这样的境界，克里希那提供了冥想技巧：

瑜伽士应该独自静坐，持续冥想至上之主，控制心意和感官，摆脱欲望和所有者身份。（6.10）[①]

这里，克里希那给予冥想的核心指导：

第一，独自静坐。这意味着冥想不建议集体行动。

第二，持续和至上之主联结。一般人谈的冥想并不涉及至上之主之类的，但《薄伽梵歌》等传统所倡导的冥想是有一个至高的冥想对象的。

第三，控制心意和感官。为了控制心意和感官，必须忍受心意和感官的扰动。

第四，摆脱欲望以及所有者身份。摆脱欲望并不那么容易，欲望有各种各样的，要摆脱种种欲望的干扰，如履薄冰，步步惊心。而摆脱所有者身份更是艰难。每个人都会有所有者身份，其本质上基于原质三德。冥想要不断摆脱三德的束缚，获得自由，这是一个长期的修持过程。

在具体的冥想实践上，克里希那也提供了指导：

在洁净的地方，稳固地安置自己的座位，座位既不要太高，也不要太低，其上依次铺上草、鹿皮和布。以舒适的姿势坐下，心意专注

---

① ［印］毗耶娑著，［美］罗摩南达·普拉萨德英译并注释，王志成、灵海汉译：《薄伽梵歌》（注释本），成都：四川人民出版社，2015年，第121页。

于至上者，控制思想和感官活动，练习冥想，以求净化心意和感官。（6.11–12）①

克里希那进一步说到冥想的姿势：

保持腰部、脊柱、胸部、脖子和头颅垂直，安稳不动地坐好，双眼和心意稳固地集中在鼻尖上，目光不动不移，心意安详无惧，践行禁欲，控制心意，把我作为至上目标来思念。（6.13–14）②

在印度诸多传统中，对于坐姿，可以是通用的，甚至也适合佛教中的冥想。但冥想的对象是不同的。《薄伽梵歌》提供的冥想对象只有一个，那就是至上自我，至上的主。通过这一冥想，摆脱原质三德本身带来的不稳定的心意、欲望等束缚，让自己觉悟到自己是纯粹的自我（灵魂），是纯粹的真我即阿特曼，这个阿特曼就是至上的主，就是不灭的梵。可以看到，《薄伽梵歌》中的冥想和《瑜伽经》里的冥想都涉及心意的管控，但它们背后的哲学并不一样，修行的一些伦理美德或许是一致的，但背后的哲学以及体验的终极意象是不一样的。

明象：哇，老师说得太精彩了，明象一下子明白《薄伽梵歌》中的冥想之核心，也知道它是如何操作的了。同时，也明白《薄伽梵歌》里的冥想和《瑜伽经》里的冥想之差异。

---

① ［印］毗耶娑著，［美］罗摩南达·普拉萨德英译并注释，王志成、灵海汉译：《薄伽梵歌》（注释本），成都：四川人民出版社，2015年，第124页。
② ［印］毗耶娑著，［美］罗摩南达·普拉萨德英译并注释，王志成、灵海汉译：《薄伽梵歌》（注释本），成都：四川人民出版社，2015年，第125页。

第四章　冥想在哈达瑜伽经典中

明象：尽管我们交流了《瑜伽经》和《薄伽梵歌》中的冥想，但这里有很多内容是关于哈达瑜伽冥想的。老师您是如何理解哈达瑜伽冥想的？

古鹿：目前，大部分人习练的瑜伽都属于哈达瑜伽。尽管一些当代哈达瑜伽的开拓者如克里希那玛查雅、希瓦南达、库瓦拉雅南达、艾扬格等，都十分重视冥想，但现实中哈达瑜伽的习练者大多不太重视冥想，也难以把握冥想的奥秘。我们在这里谈论的哈达瑜伽冥想不是基于这些现当代哈达瑜伽士，而是直接从古代哈达瑜伽经典来谈论，让大家了解更真实的哈达瑜伽冥想。

明象：老师，哈达瑜伽的真实历史似乎很难确定是吧？

古鹿：是的。但根据瑜伽学者如福伊尔施泰因（Georg Feuerstein）的研究，哈达瑜伽的开创者归于牧牛尊者。[①]哈达瑜伽的开创时间大约在10世纪。但某些哈达瑜伽的修习方法在他们之前应该就有了。关于牧牛尊者以及他的导师鱼帝尊者的故事大多是神话性的。

哈达瑜伽的重要文本有《牧牛尊者指南》《哈达瑜伽之光》《格兰达本集》《希瓦本集》《雅伽瓦卡亚瑜伽》《瓦希斯塔本集》等。

[①] ［德］格奥尔格·福伊尔施泰因著，闻风、朱彩虹、黄琪杰译：《瑜伽之书：穿越千年的瑜伽历史、文化、哲学和实践》，海口：海南出版社，2016年，第364页。

《哈达瑜伽之光》的译注者G.S.萨海教授对哈达瑜伽主要经典进行了分类。他认为,瑜伽的经典分为婆罗门传统的和非婆罗门传统的。在婆罗门传统瑜伽经典中,又分为帕坦伽利瑜伽经典和哈达瑜伽经典。帕坦伽利瑜伽的经典主要有《瑜伽经》及其评注,哈达瑜伽经典则分为受到帕坦伽利瑜伽影响的和没有受到影响的。受到影响的如《瓦希斯塔本集》《雅伽瓦卡亚瑜伽》。没有受到影响的如《牧牛尊者指南》《格兰达本集》。而非婆罗门传统的哈达瑜伽,其代表作品是《哈达瑜伽之光》。①

明象: 哈达瑜伽背后的哲学是什么?

古鹿: 通常认为,密教(坦陀罗)在印度的兴起对瑜伽影响极大。密教既有佛教的密教,也有印度教的密教。哈达瑜伽和密教有密切关系。哈达瑜伽大致上可以被视为密教的一支。它可以出现在佛教中,你可以在藏传佛教中看到(我们不涉及这部分内容);也可以出现在印度教中。另外,我们也可以把哈达瑜伽视为一种相对独立的形式。在《格兰达本集》中我们可以注意到它摆脱了密教(左道坦陀罗、左道性力派)的影响。萨海教授研究后指出:"格兰达则彻底摆脱了坦陀罗的影响。我们可以在他有关金刚力身印的讨论中看到这一点(Ⅲ/39)。"②

明象: 好复杂啊,老师,那可以说《格兰达本集》摆脱了密教(坦陀罗)的影响,更体现出吠檀多的哲学气息吗?

古鹿: 明象,你这个问题问得好啊!哈达瑜伽的哲学显然是吠檀多

---

① [印]斯瓦特玛拉摩著,[印]G. S. 萨海、[印]苏尼尔·夏尔马英译并注释,王志成、灵海译:《哈达瑜伽之光(增订版)》,成都:四川人民出版社,2018年,第7—9页。

② [古印度]格兰达著,[印度]G. S. 萨海注,王志成、灵海译:《格兰达本集》,成都:四川人民出版社,2023年,第17页。

的。你看看格兰达的话：

> 我是梵，我只是梵。我是梵，我不是痛苦的经验者。我是存在、意识和喜乐的形式。我的本性是永远自由。（7.4）①

萨海教授注释道："对于'梵是唯一真理，对象世界是幻觉，个体灵魂与梵同一'这个伟大的命题，格兰达以一种非常明确和清晰的方式做了诠释。格兰达是吠檀多不二论的伟大信徒。"②

事实上，去阅读其他哈达瑜伽的文本，如《牧牛尊者指南》《哈达瑜伽之光》《希瓦本集》《雅伽瓦卡亚瑜伽》等，你可以感受到吠檀多不二论的气息。所以，哈达瑜伽和吠檀多不二论哲学有密切关系，和帕坦伽利《瑜伽经》的哲学是完全不一样的。尽管前面提到有的哈达瑜伽经典受到《瑜伽经》的影响，但这种影响应该是形式上的，如《雅伽瓦卡亚瑜伽》谈到的八支和《瑜伽经》的八支形式一致，但其背后的哲学显然完全不同。

明象： 谢谢老师，《瑜伽经》背后的是数论哲学，哈达瑜伽经典如《雅伽瓦卡亚瑜伽》背后的则是吠檀多不二论哲学。

古鹿： 是的。

明象： 但是，老师，哈达瑜伽经典中大量谈论诸如清洁法、体位法、调息法、制感法等，似乎和吠檀多不二论的做法不一样？哈达瑜伽

---

① ［古印度］格兰达著，［印度］G. S. 萨海注，王志成、灵海译：《格兰达本集》，成都：四川人民出版社，2023年，第291页。
② ［古印度］格兰达著，［印度］G. S. 萨海注，王志成、灵海译：《格兰达本集》，成都：四川人民出版社，2023年，第291页。

和吠檀多不二论有什么区别呢？如果是一样的话，也就不存在两个系统了，不是吗？

古鹿：这个问题非常有深度，也非常重要。确实，哈达瑜伽和吠檀多不二论有共同的地方，我们前面已经提到。但它们之间却有极大的差别。

明象：什么差别，请明示！

古鹿：如果你阅读过《阿育吠陀瑜伽》《奥义书》《智慧瑜伽之光》等书，你就会知道，我们人是一个非常复杂的存在。瑜伽认为，人有五个鞘，分别是粗身鞘、能量鞘、心意鞘、智性鞘和喜乐鞘，每个鞘都有不同的作用和功能。后一个鞘对前一个鞘具有控制力，同时它们之间也相互影响和制约。哈达瑜伽和吠檀多不二论本质上都是强调个体自我和至上自我的同一性，即梵我一如。然而，吠檀多不二论的立足点在智性鞘上，即通过分辨真和非真，让我们摆脱各种现象的遮蔽，达至对自我的认识。

明象：那么，哈达瑜伽的发力点在哪里？

古鹿：哈达瑜伽的发力点在能量鞘上。它的各种修持都围绕着能量鞘。通过能量鞘来达至瑜伽的最高境界。基于此，哈达瑜伽对于身体的认识和其他瑜伽如数论瑜伽（基于帕坦伽利《瑜伽经》）、智慧瑜伽（基于吠檀多不二论）、虔信瑜伽（基于对至高者、神圣者的爱）有明显的差异。

明象：老师，您说到哈达瑜伽和密教关系密切，密教重视身体，把身体视为至高者的圣殿，所以特别重视身体，也充分发挥身体的作用。相对来说，其他瑜伽对身体的认识远没有密教深刻，而哈达瑜伽受密教影响也好，曾经作为密教的一支也好，对人体的认识大大深于其他瑜伽以及相应的哲学系统。事实上，吠檀多和密教都持有不二论，它们都接受《泰帝利耶奥义书》中的"五鞘"理论，而密教以及哈达瑜伽更普遍探讨了脉轮、经络、昆达里尼、普拉那。是这样吗？

古鹿：聪明的明象！你说得对。哈达瑜伽对脉轮、经络、昆达里尼和普拉那的探讨是当时其他瑜伽无法企及的。关于脉轮、经络、昆达里尼、普拉那的一些思想，可以看《阿育吠陀瑜伽》的相关章节。

明象：正因为哈达瑜伽这一独特性，也许在很多方面和吠檀多不二论的实践也有差异。

古鹿：是的，哈达瑜伽和吠檀多不二论尽管都坚持梵我一如的观点，但它们的实践之路差异很大。这也直接导致它们在冥想艺术上的差异。

明象：能先举个例子吗？

古鹿：例如，在哈达瑜伽中，冥想对象最基本的是脉轮。这在吠檀多不二论中是不会有的。而哈达瑜伽对脉轮本身的认识也十分精微，观想的内容十分特别。在脉轮冥想中，主要涉及七个脉轮，它们分别是海底轮、生殖轮、脐轮、心轮、眉间轮和顶轮。有时，也会涉及其他小的脉轮，如许愿轮、劳宫轮、涌泉轮等。毫无疑问，哈达瑜伽冥想扩展了传统冥想的"空间"。

明象：看上去是这样的，但是，老师，人们所理解的哈达瑜伽和脉轮瑜伽不是两个独立的瑜伽吗？

古鹿：明象，我们前面就谈到了哈达瑜伽本身的复杂性。古典的、传统的哈达瑜伽和当代大众所理解的哈达瑜伽有着巨大的差别。今天，人们把哈达瑜伽等同于锻炼身心的身体瑜伽，接近体育运动。所以，它一定是和脉轮瑜伽、昆达里尼瑜伽等区分开的，没有内在的关系。但传统的哈达瑜伽核心就是通过能量的修持达到生命的圆满，达至三摩地的境界，在这个系统中，自然要涉及脉轮、昆达里尼的唤醒等。所以，看你要了解什么样的哈达瑜伽，习练什么样的哈达瑜伽了。

明象：谢谢老师，明白了。但我还想了解下，当今哈达瑜伽的修习者是否在修习哈达瑜伽冥想？

古鹿：为何会关心这个问题呢？

明象：我想，尽管人们习练的哈达瑜伽和古代哈达瑜伽有差别，但冥想不都是类似的吗？

古鹿：哎，明象，如果你还记得我们前面谈到了古代哈达瑜伽和当代哈达瑜伽的差别，那么自然会联想到其冥想也会不一样。古代哈达瑜伽冥想的目标是什么？

明象：三摩地。

古鹿：当代人哈达瑜伽的目标是什么？我说的是绝大部分人的情况。

明象：身体的健康、身心愉悦、减压、塑身、驻颜之类的。似乎和三摩地无关。

古鹿：你想一下，既然目标不同，即便冥想的形式一样，结果也不一样，不是吗？

明象：不一样。但是，老师，我想进一步问的是，一个习练当代哈达瑜伽的人，他就不可能和古代哈达瑜伽有直接联系吗？

古鹿：明象，你真好学好思。当代的哈达瑜伽实践者当然有可能和古代哈达瑜伽联结。一个只关心身体，不涉及瑜伽至高目标的人，并不意味着他一直如此。在人生的某个关卡，人是会变的。也就是说，一个习练当代哈达瑜伽的人，即便他不冥想，只是运动，只是做体位，注意呼吸法，在某个时候，他可能会关心瑜伽更大的世界，关心瑜伽的专注和冥想，会去阅读哈达瑜伽的经典，会联结到更传统的哈达瑜伽习练者。

明象：老师，您说的既有静态的、平面的思考，也有动态的、立体的思考，真让我开窍。

古鹿：理顺了哈达瑜伽和其他瑜伽背后的哲学，理顺了哈达瑜伽和相关瑜伽以及哲学的关系，再进入哈达瑜伽冥想，就不会迷失方向。我们将从《牧牛尊者指南》《格兰达本集》《雅伽瓦卡亚瑜伽》《哈达瑜伽之光》等经典中具体讲解哈达瑜伽冥想。

明象：谢谢老师。我希望在你的指导下，可以实践哈达瑜伽冥想。

古鹿：放心吧，明象。我给你讲个故事。从前，有个叫唐木的小伙子，他从小就爱看各种书籍，对知识有一种天生的好奇心。一天，遇到一位老者，他叫南达。这位老者看他眉目清秀、炯炯有神，对一切充满好奇，认为这是一个可塑之才。便对小伙子说："小子啊，你想知道什么呢？我可以帮助你。"

唐木看了看这位老者，觉得这位老者深不可测，便说："老师啊，我想知道自然养生之道以及觉悟自我之道。"

南达说："你的要求好高啊！你只能选一个，要么养生之道，要么觉悟自我之道。"

唐木说："有的人关心身体，注意养生，延年益寿，快乐人间。这是很美好的。我也希望如此。但是，我也关心生命的意义和价值，关心自我的觉悟和解脱。有的人只关心觉悟和解脱，却不关心身体。您要我两个选一个，我觉得这不是我的理想，不是我的愿望，不是我的关切。既然您既知道养生之道，又知道觉悟之道，为何不能都教导我呢？"

明象：老师，这位老者教导这个聪明的小伙子了吗？

古鹿： 这位老者要小伙子拜师，跟他学习。

明象： 小伙子真幸福，遇到贵人，见到高人了！

古鹿： 是的。唐木对南达说："我愿意！"意思说，愿意真心跟从老者，拜他为师。为了检验唐木的真心，也是为了给自己找一个接班人，南达让他跟从自己，半年内什么也没有教导，只是让他天天跟在后面帮忙打理生活杂事。

明象： 为何不马上教导这个唐木呢？

古鹿： 其实，这本身就是一种教导。就是让唐木适应一种新的生活方式，熟悉南达老师的生活态度。大概过了半年，南达看到了小伙子对身体的关注，也对觉悟有不懈追求。他开始认定其是真正的可塑之才，于是拿出三部经典，让他阅读，同时指导他进行实践。这三部经典就是《牧牛尊者指南》《哈达瑜伽之光》《格兰达本集》。老者用梵文给他朗读，用英文给他讲解，用实践给他指导。

明象： 唐木最后学成了吗？

古鹿： 当然，凭他的天赋，他很快就掌握了南达教导他的智慧和实践。唐木天生就有要身体健康和觉悟解脱有机结合的认识。遇到南达，可以说是真正的师徒相见。所以，唐木进步神速，有如天助。不到一年时间，唐木就掌握了南达教导他的哈达瑜伽的整个系统，包括清洁法、体位法、调息法、制感法、专注法、冥想法、三摩地。

很快，人们便看到唐木成了一个真正的哈达瑜伽士，散发着迷人的瑜伽之光。他成了南达的真正瑜伽传人。在南达离世前的一个晚上，他把唐木叫到身边，给他传授了几个很独特的身印和冥想法。

第五章 冥想,认识自我即疗愈自我

明象：老师，通过几次交流，您让我明白了冥想是一个复杂的问题，也是非常有意义的问题。通过冥想的定义、冥想在《瑜伽经》《薄伽梵歌》以及哈达瑜伽中的讨论，可以确定的是，冥想是您一直来重视的生命管理的方式。冥想，其实践指向的是生命问题的彻底解决，就是三摩地；冥想，其理论指向的则是对自我的真正认识。

古鹿：回到正题上了。我们应该肯定，不管是帕坦伽利《瑜伽经》，毗耶娑的《薄伽梵歌》，或者哈达瑜伽经典诸如《牧牛尊者指南》《哈达瑜伽之光》《格兰达本集》《希瓦本集》《雅伽瓦卡亚瑜伽》，它们都是对我们生命的一种独特管理。不管是帕坦伽利《瑜伽经》里的冥想，还是《薄伽梵歌》里的冥想和哈达瑜伽经典中的冥想，它们都是生命管理中的重要一环。

明象：冥想作为生命的管理，这是很新颖、很独创的思想。

古鹿：明象啊，你糊涂了，这不是原创点。我们在《〈瑜伽经〉直译精解》中已经首次提出《瑜伽经》是一部生命管理的经典。这就暗示了瑜伽就是一门生命管理的科学。冥想在《瑜伽经》中具有核心的地位，很自然地，冥想可以被视为瑜伽生命管理的一个重要部分。

明象：是的，是的！明白了瑜伽作为生命管理的科学，进而就容易理解和接受冥想是生命管理的方法、艺术。但是，老师，因为您谈到了多种冥想，有《瑜伽经》中的冥想，这其实是数论瑜伽冥想；有《薄伽梵歌》中的冥想，这其实是吠檀多不二论的冥想；有哈达瑜伽经典中的冥想，这其实是基于能量管理的属于不二论的冥想。数论瑜伽的冥想和吠檀多不二论的冥想，它们都重视对心意的管理，而哈达瑜伽冥想则重视能量的管理，其心意的管理也和能量的管理结合在一起。尽管不必那么绝对，可以扩展冥想的领域，但这样的定位可以有效帮助我们区分冥想。可以这么理解吗？

古鹿：我谈论冥想的多元性（其实，我只是涉及若干种冥想，还没有专门去讨论诸如佛教中、耆那教中的冥想），希望不会扰乱你的心。我只是在认识论上先搞清楚冥想。一旦明白了冥想的生命管理性质，你自然也可以认可其他类型的冥想的生命管理性质。

明象：管理生命，最终认识自我。在《瑜伽经》中，通过瑜伽的习练，通过持续的冥想习练，人最终达至这样的境界，即原人和原质分离，人认识到自己是原人，不是原质。我们人的痛苦的根源在于我们作为原人却错误地将自己认同于原质。冥想作为生命的管理，就是要通过持续的实践，分辨出自己不是原质。辨喜以一种非常诗意的语言说道：

> 三德自然的任务已经完成了，这个无私的任务是被我们甜美的护士，即三德加诸自身之上的。三德轻轻地举起忘了自我的灵魂，向普鲁沙（即原人）展现宇宙中所有的经验、所有的显现，带着普鲁沙越来越高的经历各种不同的身体，直到普鲁沙失落的荣耀重又拾起，直到普鲁沙记起他的真性。然后，这位善良的母亲回到了她来时的那条路，为了那些在生命的无迹荒漠中同样迷失了道路的生灵。因此，她接着行动，无始无终。因此，无尽的灵魂之河，穿过欢愉与痛苦、穿

越善良与邪恶，流进了自我觉悟的完美大海。①

此刻，对具体的原人来说，原质三德停止了活动，完成了任务。原人和原质分离，进入独存的境界。《瑜伽经》中这一至高的境界是生命管理的巅峰，而完成这一管理的关键是冥想。冥想在帕坦伽利这里分为不同的阶段，到了最终的阶段，则消除了所有的痛苦和业力，达到法云三摩地，三德的运行也终止了，冥想作为生命管理的职能也完成了。在《瑜伽经》里，认识自我，就是原人和原质分离，也是原人重新认识到自己是原人、是见者、是目击者，而非原质、非所见、非目击的对象。

古鹿：在吠檀多不二论中，认识自我在于通过分辨，知道真与非真。我们所见到的一些现象皆为非真。自我不是我们的身体、能量、心意、智性和喜乐，也就是说，自我不是粗身、精身和因果身。人们总是习惯于认同自己的身体，即认同身体就是"我"，即认同"身体的我"。一个人一旦认同了身体的我，这就包含了一个人认同的肉身、能量、心意、智性和喜乐，人就必然陷入心意迷幻之中，必然进入二元性的生活之中，其结果必然导向痛苦。人要跳出"身体的我"之意识是非常困难的，这需要真正的修持，需要有信心，需要长期的努力，其中一个基本的方法是冥想。当然，冥想可以归属不同的宗教、哲学系统，单纯的无归属的冥想其实并不真正存在。吠檀多不二论传统的冥想是要通过持续的冥想来完成一种特别的转化，摆脱"身体的我"之意识，完全

---

① ［印］斯瓦米·辨喜著，曹政译，迟剑锋校：《胜王瑜伽》，北京：商务印书馆，2019年，第229—230页。

地进入"我是梵"的"梵我一如"之境。

明象：老师啊，我这时突然明白了，没有单纯的冥想，冥想一定是承载着哲学或文化的。抽象的冥想并不存在。不管是来自奥义书传统、吠檀多不二论传统、数论瑜伽传统、佛教传统、哈达瑜伽传统，甚至道教传统、苏菲传统、卡巴拉传统，其实全都是承载着各自的文化、宗教和哲学。离开其背后的传统，是无法真正理解冥想的。

古鹿：确实如此。你这样的理解，其实已经进入西方人所讨论的后现代哲学视野。根据后现代哲学，语言成了我们的边界，激进的后现代哲学家如剑桥大学的库比特（Don Cupitt）会认为，语言之外无一物。所以，冥想是语言之中的冥想。我们基于佛教语言，从事冥想；基于吠檀多不二论语言，从事冥想；基于数论瑜伽语言，从事冥想；基于哈达瑜伽语言，从事冥想。这些冥想都是在各自的语言中进行的。

明象：老师，您这样来理解冥想，是不是会和很多人对冥想的理解很不一样啊？

古鹿：应该会很不一样。

明象：从理论上看，您的分析好有道理，但普通人能理解吗？

古鹿：我认为，只要真心理解，不但可以理解，也可以接受。你看佛教中的冥想和印度教中的冥想，差别有多大啊，即便冥想者的一些做法是一样的。传统的冥想，都是和更大的传统，特别是修行传统结合在一起的。而任何一个修行传统代表的都是一个世界、一个由各自语言建构的世界。冥想，只是该世界的一种生命状态。

明象：太不可思议了！老师，我还有几个问题需要咨询。

古鹿：请问吧！

明象：如果大家都只是语言的存在，冥想也是语言之中的，难道冥想不能穿越语言的边界，进入一个非语言的领域吗？

古鹿：不能。不管是哪种冥想都不能！帕坦伽利所接受的哲学是数论，他所实践的，最终都落在了数论的世界观中。通过数论瑜伽及其实践，帕坦伽利解决了痛苦问题——因为通过冥想认识到自己是原人而非原质，最终分辨了原人和原质，从而解决了根本问题。类似的，在吠檀多不二论传统中，冥想者进入另一套语言系统，基于吠檀多不二论的语言从事冥想，达至最终的解脱、觉悟。一个哈达瑜伽士，他的世界一定是基于诸如《牧牛尊者指南》《格兰达本集》《希瓦本集》《哈达瑜伽之光》《雅伽瓦卡亚瑜伽》等哈达瑜伽典籍的语言所建构的世界。离开哈达瑜伽的语言系统，也就不会有传统的哈达瑜伽实践，也就不会有哈达瑜伽中的种种体验，不会有哈达瑜伽中的冥想，不会体验到哈达瑜伽所诉诸的三摩地。

明象：老师，看来我需要更新对冥想的认知了，以前我总认为冥想的最高境界，都是一样的。就如一座山，我们可以从不同的方向爬上去。但经过你这么一解释，人们爬的根本不是同一座山。如果你爬泰山，我爬峨眉山，他爬黄山，无论如何都不会爬到一块去的。通过冥想，人所达至的顶峰，就如爬不同的山，大家不可能爬到同一座山上，也不可能有完全一致的体验。

古鹿：但如果大家都在同一个语言系统中，大家从事冥想实践，那么大家就有可能有共同的冥想体验。一个人非常精进，达到很高的境界，他知道通往最高境界的每个阶段的冥想体验，就如禅宗里修持的一禅、二禅、三禅和四禅。这些冥想体验是可以交流的，只要你达到那个境界，你就可以体验到。

明象：谢谢老师，这下真正明白了。我还想问的是，不同的冥想系统都能解决问题吗?

古鹿： 在各大文化传统中，每个传统从理论上说都能解决人的问题，都能解决人的困惑。冥想是一条疗愈之路。不同的传统提供了各自的冥想之路，它们各自都提供了认识自我（圆满）的方式。不论选择哪种方式，只要坚持、努力、专注，我相信都可以让人从痛苦中解脱出来，《瑜伽经》《薄伽梵歌》以及哈达瑜伽经典都是为此提供了完整的解决方案的作品。

明象： 哈哈，老师，我是否可以把您对冥想的认识观视为多元主义的冥想观呢？

古鹿： 可以这么说。冥想，是疗愈之路。不同传统的冥想在各自的语言系统中找到系统本身的真我（自我）。当一个人在其自身的系统中，找到真我，就找到了其价值的核心，就可以摆脱各种身心的困惑。不管是帕坦伽利瑜伽，还是吠檀多不二论（通常也被视为智慧瑜伽），或者是哈达瑜伽，它们都是生命管理的艺术。

明象： 赞叹老师！您让我明白了冥想属于生命管理的艺术，让我明白生命管理的艺术是多样的。不同冥想也让我们认识各自语言系统中真正的自我，并最终解决我们的身心问题，达成一种真正意义上的自我疗愈。

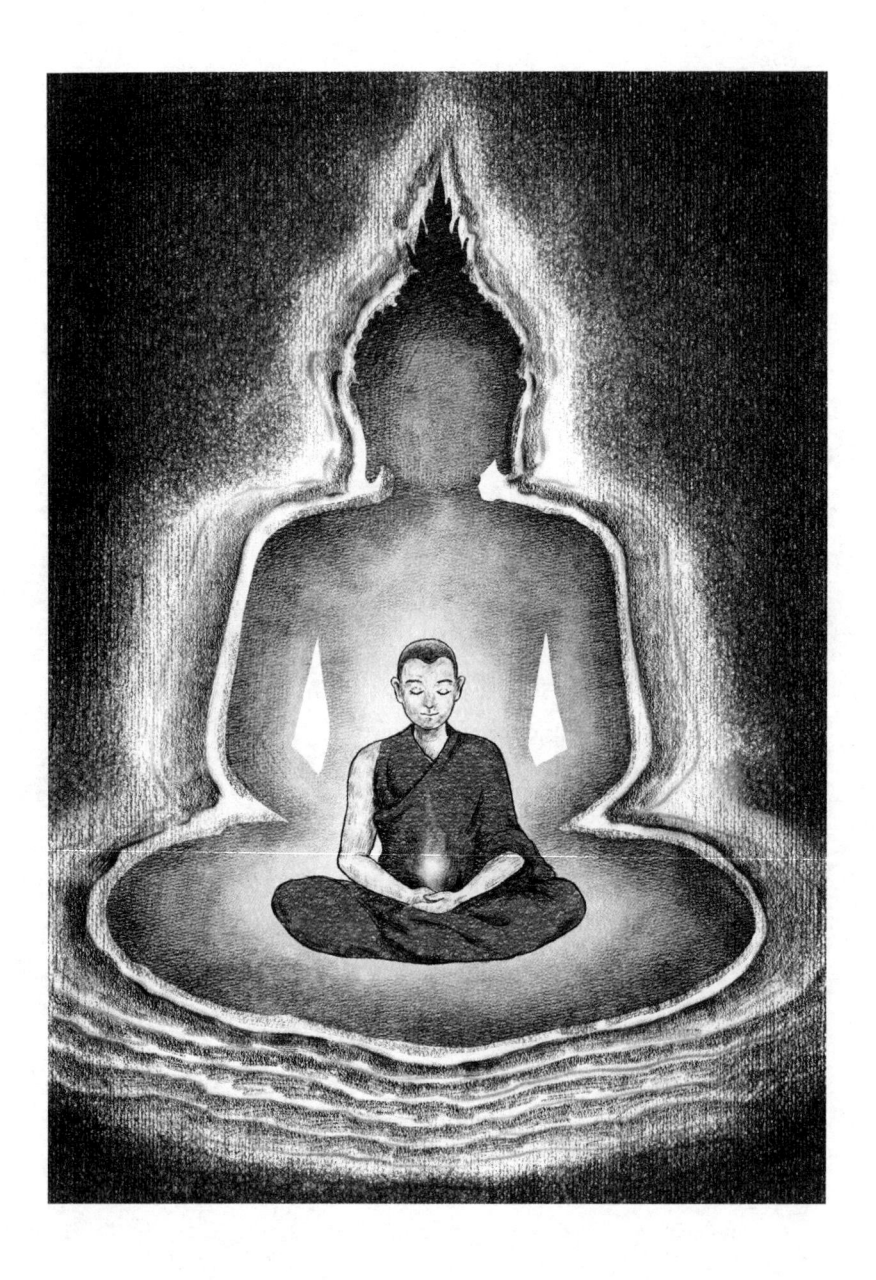

第二部
为自我预备空间

The Power of Meditation
Towards Haṭha Yoga Meditation

第一章 · 冥想为何从制感开始
第二章 · 如何理解制感？
第三章 · 哈达瑜伽中的制感类型
第四章 · 制感的践行系统
第五章 · 制感、冥想和疗愈

第一章　冥想为何从制感开始

明象： 老师，早上好啊！上一周您给我讲解了冥想作为认识自我的科学。您让我对冥想有了全新的认识，真没有想到冥想是如此奇妙，对它的认识是如此精微。按照计划，这周我们集中谈论有关制感的问题。首先，我想问的是，冥想是冥想，制感是制感，为何在谈论冥想时要谈论制感呢？

古鹿： 明象，早啊！我们这周重点讨论制感。你去阅读《瑜伽经》，会发现帕坦伽利只用了两节经文讨论制感。《薄伽梵歌》中对制感有更多的论述。《白净识者奥义书》中有若干节经文讨论制感。在哈达瑜伽经典《牧牛尊者指南》中有大约30节经文专门探讨制感，《格兰达本集》中专门有一章共7节经文讨论制感，《雅伽瓦卡亚瑜伽》中更有一章共37节经文讨论制感。

制感，在《瑜伽经》中被视为外支，只在第二章谈了制感，而在第三章则论述专注、冥想和三摩地。这三支合在一起称为专念。但帕坦伽利在第三章第7—8节说到，相比于无种三摩地，专注、冥想和三摩地也属于外支。也就是说，外支和内支是一个相对的概念。而在哈达瑜伽中，制感是非常关键的。我们可以把制感视为走向冥想、认识自我的预备。没有制感为前提，冥想就难以有成就；没有制感，也不能转向认识自我。

明象： 老师，既然制感如此重要，我建议把经典中讨论制感的主要内容列出，为我们深入了解制感提供宝贵资源。

古鹿：你的建议很好。下面就是一些有关制感的基本资料：

《瑜伽经》中对制感的描述：

2:54 制感就是让心脱离感知对象，感官也随之脱离感知对象，仿佛感官仿效心的性质。

2:55 于是达到了对感官的完全控制。①

《薄伽梵歌》对控制感官也有精彩的描述：

2:60 阿周那啊，骚动不安的感官甚至会使奋力达致圆满的智者，也被迫失去自制力。

2:61 控制住感官之后，就应该坚定地把心意集中在作为至上目标的我之上。当一个人的感官得到控制时，他的智力就得以稳定。

2:67 当飘忽不定的感官控制了心意，就会盗走智力，使之无法抵达平静和快乐的灵性之岸，就像海上的一叶扁舟在风暴中无法抵达海岸。

6:12 以舒适的姿势坐下，心意专注于至上者，控制思想和感官活动，练习冥想，以求净化心意和感官。②

---

① ［古印度］帕坦伽利著，王志成译注：《〈瑜伽经〉直译精解》，成都：四川人民出版社，2019年，第185—187页。
② ［印］毗耶娑著，［美］罗摩南达·普拉萨德英译并注释，王志成、灵海汉译：《薄伽梵歌》（注释本），成都：四川人民出版社，2015年，第54、55、57、124页。

多部《奥义书》涉及感官控制。如《白净识者奥义书》说：

2.01 要想觉悟到真理，首先要控制心意和感官。

2.02 当我们的心意受到控制时，我们就受制于神圣的力量。

2.08 智者应该保持身体稳定，胸部、颈部和头部保持垂直；在心意的帮助下，把感官转向内心；再依靠梵之渡船，就可以穿越恐怖的尘世之海。

2.09 瑜伽士应该做出规则有序的努力来控制气息；当他们通过呼吸过程平静下来之后，应当用鼻腔呼气。然后再让他如车夫控制烈马一样，控制住他的心意。①

哈达瑜伽经典《牧牛尊者指南》中对制感的描述如下：

2.11 通过制感，瑜伽士摆脱心的波动。

2.13 据说制感由两轮六次调息产生，吉祥的专注被认为由两轮六次制感产生。

2.22 眼睛和其他感官在各自的感觉对象中间游走。它们从感觉对象的撤退被称为"制感"。

2.23 如同太阳在走完四分之三的旅程时收回光亮，诉诸瑜伽第三支②的瑜伽士平息心的波动。

---

① ［美］罗摩南达·普拉萨德英译并注释，王志成、灵海汉译：《奥义书》，北京：商务印书馆，2023年，第207—209页。
② 在《牧牛尊者指南》中，瑜伽为六支，即体位、调息、制感、专注、冥想和三摩地。第三支就是制感。

2.24 如同乌龟将四肢缩进龟壳，瑜伽士也应将感官收回自身。

2.25 意识到用双耳听到的任何内容，无论是否愉快，皆为自我；瑜伽知者收回他的听觉。

2.26 意识到用鼻子闻到的任何事物，无论芳香与否，皆为自我；瑜伽知者收回他的嗅觉。

2.27 意识到用双眼看到的任何事物，无论纯洁与否，皆为自我；瑜伽知者收回他的视觉。

2.28 意识到用皮肤感受到的任何事物，无论有形与否，皆为自我；瑜伽知者收回他的触觉。

2.29 意识到用舌头尝到的任何事物，无论有无咸味，皆为自我；瑜伽知者收回他的味觉。

2.30 太阳收回月亮仙露组成的阵雨。那场阵雨的收回被称为"制感"。[1]

《格兰达本集》第四章系统提供了制感的经文：

4.1 制感是最上乘的实践法。唯有制感的知识，可消灭顽敌如欲望。

4.2 心意无常不定，四处游荡。无论它游到哪里，都要拉它回来。

---

[1] ［德］格奥尔格·福伊尔施泰因著，闻风、朱彩虹、黄琪杰译：《瑜伽之书：穿越千年的瑜伽历史、文化、哲学和实践》，海口：海南出版社，2016年，第389—390页。我们这里选了其中11节最基础的部分。译文有修订。

4.3 心意随目光游走。要摄回心意，必要摄回视觉器官，置于自我的驭下。

4.4 把心意从声音中摄回，置于自我的驭下，无论那声音是悦耳的赞美，还是刺耳的谩骂。

4.5 触觉经验冷热。把心意从触觉对象中摄回，置于自我的驭下。

4.6 嗅觉经验香臭。把心意从嗅觉对象中摄回，置于自我的驭下。

4.7 把心意从甜、酸、苦等味道中摄回，置于自我的驭下。①

在哈达瑜伽经典中，对制感描述最全面的是《雅伽瓦卡亚瑜伽》。关于制感，见于第七章：

7.2-7 感官就其本性而言受到（感官）对象的吸引，（有意识地）努力控制感官就被称为制感。无论你看到什么，都把这一切视为在自我中以及视为自我本身。觉悟了瑜伽（本质）的伟大灵魂称之为制感。对所有众生来说，精神上履行（吠陀）规定的日常职责，而无须外在的行动，也被称为制感。下面的制感是最伟大的瑜伽实践，它们总是为瑜伽士所实践和遵循。让普拉那在十八个穴位上从一个穴位移到另一个穴位，聚焦并保持（一会儿），这被视为制感。天神中最好的医生双马童为了通过瑜伽达至解脱而谈到了这些穴位。

---

① ［古印度］格兰达著，［印度］G. S. 萨海注，王志成、灵海译：《格兰达本集》，成都：四川人民出版社，2023年，第203—205页。

7.8-11 我将依次解释它们。请聆听，自律的嘉琪！（这十八个穴位所在之处是：）大脚趾、踝关节、小腿中间、小腿根部、膝盖、大腿中间、会阴、环跳、生殖器、神阙（肚脐中间）、膻中、颈底部、舌根、鼻根、眼睛、印堂（眉心）、前额、百会。这些就是穴位之处。请听它们的计量。

7.12-20 从大脚趾到踝关节的距离是四指半。从踝关节到小腿中间的距离是十指。从小腿中间到小腿根部的距离是十一指。美丽的嘉琪，从小腿根部到膝盖的距离是两指。伟大的圣人们说，从膝盖到大腿中间的距离是九指。从大腿中间到会阴的距离是九指。从会阴到环跳的距离是两指半。类似的，从环跳到生殖器的距离是两指半。嘉琪，从生殖器到神阙（肚脐中间）的距离是十指半。从神阙（肚脐中间）到膻中的距离是十四指，美丽的嘉琪！同样地，从膻中到颈底部的距离是六指。从颈底部到舌根的距离是四指。从舌根到鼻根的距离是四指。从鼻根到眼睛的距离是半指。从眼睛到印堂的距离是半指。从印堂到前额的距离是两指。从额头到百会的距离只有三指。

7.20-21 实践制感者通过将普拉那从一个穴位引到另一个穴位，聚焦并保持（一会儿），以此摧毁所有的疾病，并取得瑜伽的成功。

7.22-30 有些有技能的瑜伽士谈到了（另一种）制感。漂亮的嘉琪，我会告诉你，请听。在实践制感期间，心意必须从大脚趾移动到头顶百会控制住普拉那，就如一个完全注满（水）的锅。从百会引导（普拉那），制感者必须聚焦于前额。从前额引导普拉那，制感者必须再一次聚焦于印堂（眉心）。从印堂（眉心）引导普拉那，制感者必须聚焦于眼睛。从眼睛引导普拉那，制感者必须聚焦于鼻根。从鼻根引导普拉那，制感者必须聚焦于舌根。从舌根引导普拉那，制感者必须聚焦于眼睛。从眼睛引导普拉那，制感者必须聚焦于颈底部。从颈底部引导普拉那，制感者必须聚焦于膻中。从膻中引导普拉那，制感者必须再次聚焦于神阙（肚脐中间）。从神阙（肚脐中间）引导普拉那，制感者必须聚焦于生殖器。从生殖器引导普拉那，制感者必须聚焦于环跳。从环跳引导普拉那，嘉琪啊，制感者必须聚焦于会阴。从会阴引导普拉那，制感者必须聚焦于大腿中间。从大腿中间引导普拉那，制感者必须聚焦于膝盖。从膝盖引导普拉那，制感者必须聚焦于小腿根部。从小腿根部引导普拉那，制感者必须聚焦于小腿中间。从小腿中间引导普拉那，制感者必须聚焦于踝关节。从踝关节引导普拉那，嘉琪啊，制感者必须聚焦于大脚趾。

7.30–31 依上所述，智者引导普拉那从一个穴位到另一个穴位，他将摆脱一切束缚，如月亮星星一样持久存在（达至解脱）。这一（制感法）作为达至瑜伽果实的手段，甚至受到了投山仙人（伟大的仙人之一）的赞美。在所有的制感法中，这一制感法被瑜伽士们视为最殊胜的。

7.32–37 通过左右鼻腔吸气，制感者必须将普拉那聚焦于昆达里尼两侧，并保持（在那里）。（这样实践）必定摆脱束缚。如前所述，引导普拉那并聚焦于心的空间，哦，美丽的嘉琪，这样的人也能臻达神圣居所。内在和外在的疾病于他是什么呢？通过鼻腔吸气，让腹部（胸部和腹部）鼓起，并且用专注的心将气（能量）从印堂（眉心）引导到眼睛的后面，保持（在那儿）哪怕一会儿，这样的人也能臻达最高的境界。为何要说更多呢？做好你每日的职责时，通过中脉聚焦普拉那于印堂（眉心），并控制在那里，直到心意完全专注（于自我）。①

明象：哇，看了老师您提供的有关制感以及制感的方法，让我明白制感的含义如此精微，制感的手段如此丰富，大大长知识了。如果只读您翻译注释的《〈瑜伽经〉直译精解》，就会觉得制感就那两节经文，对它的理解自然也会十分简单。如果不是你提供这么多丰富的资源，哪里会如此深入地了解制感呢？

古鹿：确实，对于一个观念、一个修法，如果只是了解很少的信息，我们往往不会重视，也不会有很合适的实践之法。

明象：您说到制感和冥想关系密切。所以，我们需要再深入了解制感本身。

古鹿：应该的。除了一堆有关制感的经文还不够，我们需要对这些经文进行详细的分析。

---

① A. G. Mohan tr. *Yoga Yaājñavalkya*, Singapore: Svastha Yoga Pte Ltd, pp.74–80.

第二章 如何理解制感

明象： 老师，请您先谈谈制感这个词吧。我记得吠陀学者、阿育吠陀导师、瑜伽士大卫·弗劳利（David Frawley）谈到过制感，但他对制感的理解似乎和我们一般所谈论的有很大的差别。关于弗劳利对制感的理解，其实您在《阿育吠陀瑜伽》中专门谈论了。

古鹿： 是的。我们接下来讨论更加具体的制感含义。事实上，至今很少有人真正深入探讨制感。尽管古代的经典谈论了制感的含义以及不同的制感方法，然而，很少有人系统了解制感，也很少有人系统实践制感。

明象： 愿洗耳恭听！

古鹿： 制感，我们从中文字面理解，就是控制感官。帕坦伽利说："制感就是让心脱离感知对象，感官也随之脱离感知对象，仿佛感官仿效心的性质（2.54）。"[①] 这里，帕坦伽利涉及几个重要概念：心、感知对象、感官。

心，citta，包含了心意、菩提和我慢。从帕坦伽利《瑜伽经》背后的哲学看，要让心脱离感知对象是很不容易的，但暂时脱离感知对象应该是没有问题的。制感的习练可以被视为暂时达到心脱离感知对象。为

---

① ［古印度］帕坦伽利著，王志成译注：《〈瑜伽经〉直译精解》，成都：四川人民出版社，2019年，第185页。

何这么说呢？因为，我们的心意是随着对象起伏不定的，我们的菩提（智性）倒是相对中立，但它受制于我慢（私我）。我慢预设了我们的意志力或者说自由意志。要真正让心脱离感知对象，就意味着要转化我们的我慢，只有当我们发生改变和提升，我们的心才有可能真正脱离感知对象。但我们的我慢并不容易改善、提升和转变。所以，我们往往只能暂时地抑制自己的我慢，从而让心脱离感知对象。制感，在这里是一个从外而内的修持过程。

明象：是啊，制感本质上并不容易实践。制感，主要控制各种感官和感觉，对吧？

古鹿：告诉我，有哪些感官、哪些感知？

明象：眼耳鼻舌身是感官。色声香味触是感知。制感就是控制它们吗？

古鹿：根据帕坦伽利，制感主要是心从感知对象上脱离开来。这种脱离也会伴随着感官从感知对象上的脱离。心脱离感知对象，核心是心意脱离感知对象。心意脱离感知对象了，本质上心就脱离了感知对象。心不在那里，也就是心意不在那里，那么感官也会自动脱离。这是从根本上说的。

明象：制感的核心是制心啊！

古鹿：哈哈，是啊。你不知道吗？这里的制心，核心就是制约心意。明白了吗？

明象：明白了，明白了。老师，这样理解不知道对不对。控制心的本质是控制心意，控制心意的本质在于转变和对抗我慢。我们平时谈制感，是从外面到里面的控制艺术。这是一种从外而内的修持过程。另外，我也注意到，制感的本质似乎不是简单的控制感官，而是要对感官的源头加以控制，这个感官的源头就是心意（意）。心意到哪里，我们的感官作用就跟到哪里。所以，不能处理好心意，就不能控制住感官。

古鹿： 明象，你的进步好快，自己能反思，能从中挖掘出"秘密"了。你说得很有道理。制感是从外而内的过程，是一种训练。但这种训练并不一定就能达到目的。只有不断地训练，才有可能实现心意的改变，从而可以顺利地让心意脱离感知对象。

明象： 所以制感是一种训练的方式，通过从外而内的训练，制感最终达成对心意的管理（控制、约束）。心意的管理如果成功，也就是对我慢的转化、提升和管理的成功。

古鹿： 是的。既然知道了制感是一种从外而内的修习，是一种对心意的归化训练，通过归化训练，最终有可能转化、提升和管理我慢，我们也就可以知道各种各样的归化训练为何属于制感了。

明象： 帕坦伽利在《瑜伽经》中并没有提供很具体的制感方法，所以我们单单拿了几句经文谈制感是不够的。

古鹿： 是的。在《薄伽梵歌》中对于制感的认识也是基于哲学的，在如何制感上也非常重视哲学的方法。帕坦伽利谈到制感的时候，没有谈到和至高的主克里希那联结。然而，《薄伽梵歌》在讨论制感时，为了控制好自己的感官，克里希那提供的方法是让心意专注于至上者，也就是至上之主克里希那。克里希那这样告诉阿周那：

> 以舒适的姿势坐下，心意专注于至上者，控制思想和感官活动，

练习冥想，以求净化心意和感官。（6.11—12）①

明象： 明白了。《瑜伽经》的制感没有涉及心意专注于至上之主，而《薄伽梵歌》则强调制感时要专注于至上之主。老师，这是否暗示《瑜伽经》背后的数论哲学本质上并不认可一个至上之主，所以制感没有心系至高者？但为何《瑜伽经》在谈到坐姿时却提到心中想着"无限者"？

古鹿： 确实，帕坦伽利在谈论坐姿时提到心系"无限者"。关于这个无限者，原文是ananta，有人提出这个无限者会不会就是自在天。关于无限者、自在天，我们并没有足够的理由说它们是一样的，但基于《瑜伽经》，无限者和自在天都是"有限者"，应该说是觉悟了的存在者。如果是这样，其实制感者心系无限者或自在天是可以的，可惜帕坦伽利并没有涉及这点。可以说，《瑜伽经》的"哲学的味道"更浓，而《薄伽梵歌》的"神学的味道"更浓。在涉及制感时，《薄伽梵歌》明确提到了"心意专注于至上者"。

明象： 老师啊，传统数论是带有"无神论"色彩的，可以理解为《瑜伽经》是介于无神论和有神论之间的吗？而在《薄伽梵歌》中，有神论则占了主导？

古鹿： 在某种程度上，确实可以这么理解。当然，也有的梵学家坚持从彻底的吠檀多不二论立场解释，即便是《薄伽梵歌》，也不会把至上的主理解为一个超越的人格神，但其他哲学立场的人，如毗湿奴宗的

---

① ［印］毗耶娑著，［美］罗摩南达·普拉萨德英译并注释，王志成、灵海汉译：《薄伽梵歌》（注释本），成都：四川人民出版社，2015年，第124页。

梵学家则坚定地从有神论立场解读《薄伽梵歌》。基于解读的不同，制感的处理艺术也会不同。

明象： 够复杂的。明白了，老师。我不想在这一点上纠缠了。在《白净识者奥义书》中，制感既是哲学的，也是实践的。在哲学意义上，它要求我们要依靠梵。而在具体实践上，除了一般的要求之外，它突出了调息的重要：

> 瑜伽士应该做出规则有序的努力来控制气息；当他们通过呼吸过程平静下来之后，应当用鼻腔呼气。然后再让他如车夫控制烈马一样，控制住他的心意。①

可以说，在《白净识者奥义书》中是用调息法来完成制感的。

古鹿： 确实如此。你也可以知道制感不是只有一种方法。哈达瑜伽经典中会涉及更多的制感方法。《牧牛尊者指南》中谈到通过制感摆脱心的波动，而这个制感是通过调息完成的。并且更值得注意的是，制感的持续导致专注。在哈达瑜伽中，我们看到调息和制感是一体的，制感和专注是一体的，当然，专注和冥想是一体的，冥想和三摩地也是一体的。

明象：《牧牛尊者指南》中确实谈到了制感由"两轮六次调息产生"，而"两轮六次制感"则产生专注。另外，牧牛尊者提到一种类似帕坦伽利所说的从感官对象中撤离的"制感"。不过，牧牛尊者比帕坦

---

① ［美］罗摩南达·普拉萨德英译并注释，王志成、灵海汉译：《奥义书》，北京：商务印书馆，2023年，第209页。

伽利说得更加具体。他要求瑜伽士如同乌龟将四肢缩进龟壳一样将感官收回自身。

古鹿： 确实是这样，明象。通过耳朵、鼻子、眼睛、皮肤、舌头所接收到的任何内容，瑜伽士都将其视为自我，从而收回听觉、嗅觉、视觉、触觉和味觉。制感，就是从感官对象撤回，收回我们的五种感觉。在这里，牧牛尊者所谈的比帕坦伽利所说的要详细多了。可以说，牧牛尊者这里说到了制感之"术"。同时，要注意，牧牛尊者在此所谈的从感知对象撤回，收回他的知觉，并不同于帕坦伽利。因为，帕坦伽利没有谈到把五个感觉器官所感知到的一切视为自我。把一切视为自我的显化和帕坦伽利所持有的哲学并不一致。

明象： 老师，牧牛尊者还谈到了一节经文，我不很了解他说的意思：

> 太阳收回月亮仙露组成的阵雨。那场阵雨的收回被称为制感。①

古鹿： 这里可以被理解为一个隐喻，其实牧牛尊者在谈一个逆作身印（倒箭式身印）。太阳代表的肚脐部位，是充满火的，而月亮在上颚根部，充满了仙露。月亮面朝下，倾泻仙露。太阳面朝上，吞噬来自月亮的仙露。牧牛尊者明确说，通过倒箭式身印就可以得到仙露。于是，牧牛尊者具体解释了如何获得仙露。②

---

① ［德］格奥尔格·福伊尔施泰因著，闻风、朱彩虹、黄琪杰译：《瑜伽之书：穿越千年的瑜伽历史、文化、哲学和实践》，海口：海南出版社，2016年，第390页。
② ［德］格奥尔格·福伊尔施泰因著，闻风、朱彩虹、黄琪杰译：《瑜伽之书：穿越千年的瑜伽历史、文化、哲学和实践》，海口：海南出版社，2016年，第390页。

明象：《格兰达本集》专门有一章讨论制感。我对比了下格兰达对制感的认识，似乎和《牧牛尊者指南》中的内容是重复的，应该说是一样的。我怀疑格兰达尊者沿用了牧牛尊者提供的制感方法，但并不是全部。因为牧牛尊者谈到了至少三种制感方法，但格兰达尊者只论述了一种，就是让心意从五种感知对象中撤回，安住在自我中，而不管这种感知对象是否让人满意。可以说，格兰达尊者所谈的制感比较纯正，且与帕坦伽利的制感一致。

古鹿：明象，你的观察好仔细。你说的完全正确。不过，前面已经提到，哈达瑜伽背后有吠檀多哲学，而《瑜伽经》背后则是数论哲学。所以，格兰达尊者在谈到从感知对象撤回时，还谈到了要安住于自我中，我们在《格兰达本集》中则翻译成"置于自我的驭下"。

明象：老师，《雅伽瓦卡亚瑜伽》对制感的探讨十分广泛，也提供了多种制感方式，但我们瑜伽界可能并不十分了解那么多的制感方式。

古鹿：我在阅读《雅伽瓦卡亚瑜伽》时感到，它对制感的分析应该是至今可读到的瑜伽经典中最完整的。尽管它谈到了四种制感，但只特别详尽地论述了第四种制感，就是让我们的普拉那能量随我们的注意力在我们身上十八个穴位（能量点或区域）游走。这一制感方式也特别体现出哈达瑜伽的制感特点。

明象：什么特点？

古鹿：哈达瑜伽为了达至瑜伽目标，突出身体的重要性，其实是突出能量的重要性，强调通过能量的管控达至心意的稳定，最终臻达三摩地。这样说吧，不同的瑜伽在管控、降服心的艺术上各有侧重。帕坦伽利瑜伽重点是通过八支慢慢把心意管控好，它特别突出了心意的管控。《薄伽梵歌》中的制感背后是吠檀多哲学，它突出了和至高者的联结，也强调了心意的管控，但这一管控是基于至高者的管控。一个人如果熟悉吠檀多不二论，制感其实并不太困难。而在哈达瑜伽经典中也需要管控心意，但它突出了能量的作用，也突出了和至上者的联结。

我们可以总结：《瑜伽经》以从感知对象撤离为制感核心，《薄伽梵歌》在前者基础上增加联结至上之主的核心，而哈达瑜伽制感是通过能量管控让心意得以平静、联结至上之主的。

明象：老师，这个表格好清晰，让我明白了不同瑜伽的制感核心方法。以前，谈到制感，我往往只知道皮毛，自从读了您的书、听了您的讲解，我都感觉自己是制感理论专家了。因为知道了制感的丰富知识，这让我感到我的瑜伽知识都活了起来。我们在谈冥想，却谈了这么多的制感，开始我以为老师谈制感，把话题说远了，但交流下来，让我突然感觉到谈制感就是在谈冥想。只是很多人还无法理解这话的真正含义。

古鹿：明象，这是因为你知道了制感的真实含义，并且也知道了调息—制感—专注—冥想—三摩地之间的连续性、贯通性，只要人们知道了这一点也就可以理解你的观点：制感即冥想。

第三章 哈达瑜伽中的制感类型

明象：老师，今天我想就哈达瑜伽中的制感继续和老师交流。

古鹿：行。前面已经提到，哈达瑜伽中的制感主要见于《牧牛尊者指南》《格兰达本集》和《雅伽瓦卡亚瑜伽》。

明象：老师，我注意到有一本书，叫《瓦希斯塔本集》，里面也谈到五种制感，和《雅伽瓦卡亚瑜伽》中一模一样。这是怎么回事？

古鹿：《瓦希斯塔本集》是一部13世纪毗湿奴宗的文本，这本著作据说是最早描述非坐姿体位的作品之一，包括公鸡式。其中对制感做了很多的描述。但它的文本很可能大多来自《雅伽瓦卡亚瑜伽》。《雅伽瓦卡亚瑜伽》的出现年代应该早于《瓦希斯塔本集》。值得注意的是，这里的瓦希斯塔和雅伽瓦卡亚都是托名或后来的同名者，不可能是吠陀时代的瓦希斯塔和雅伽瓦卡亚。《瓦希斯塔本集》中的五种制感可以被视为来自《雅伽瓦卡亚瑜伽》。所以，我没有特别关注《瓦希斯塔本集》，而是更重视《雅伽瓦卡亚瑜伽》。

明象：原来是这样，谢谢老师解惑。老师，今天让我们好好整理下哈达瑜伽的制感类型。

古鹿：其实，我们已经说了不少，也算清晰了。但根据你的建议，我们继续厘清哈达瑜伽的制感。

明象：不同类型的瑜伽，在制感上有不同的侧重点。您谈到哈达瑜伽的制感和普拉那能量关系密切。如果说制感和普拉那能量关系密切，那么我们也需要了解下瑜伽哲学中人的五鞘，通过五鞘或许可以更容易理解哈达瑜伽的制感是如何发挥作用的。

古鹿：没有错。五鞘理论在瑜伽、吠檀多哲学中都是很被重视的，《泰帝利耶奥义书》最早对其进行了清晰的论述。其中，制感和能量鞘关系密切。能量鞘之上是心意鞘，哈达瑜伽中充分考虑到了心意的稳定和能量（呼吸）的密切关系。同时，也注意到了能量和粗身鞘之间的密切关系。

明象：所以，如果我们深入研究能量鞘，便可以解开很多生命管理的秘密。记得老师在《阿育吠陀瑜伽》中讨论了能量鞘，也讨论了能量鞘的管理。最近，也注意到老师在"瑜伽哲学100讲"的直播节目中更系统地讲解了每个"鞘"的管理。

古鹿：确实如此！哈达瑜伽对能量鞘的理解非常深入，而且它还关注到人体中的能量中心，也就是脉轮。哈达瑜伽不仅关注人体能量中心，也关注人体能量通道（经络），还关注人体能量点（穴位）。制感，以至于冥想，都是和能量鞘、能量中心、经络、能量点（穴位）结合在一起的。

明象：老师啊，您似乎发现了制感的大宝藏。在和您交流之前，我根本没有想到制感有如此丰富的内容，并且也没有发现制感和冥想之间的关系，但经过您的解说，我终于明白哈达瑜伽是很独特的，以前我对哈达瑜伽的理解是多么幼稚可笑。如今，我对哈达瑜伽的制感有了全新的认知，我相信对哈达瑜伽的其他各支慢慢都会有全新的认识，包括我们这里重点讨论的冥想。

古鹿：既然你知道了哈达瑜伽的制感重视和能量之间的关系，我们下面就更具体地看看基于哈达瑜伽的制感的类型。

明象： 在《牧牛尊者指南》《雅伽瓦卡亚瑜伽》《格兰达本集》和《瓦希斯塔本集》中看到各种制感。综合起来主要有五种：

第一，有意识地控制感官，令其不被感知对象吸引，并使其处于自我的驭下。

第二，把一切视为在自我中或等同于自我。

第三，心中履行吠陀职责。

第四，心意带动普拉那能量在十八个穴位上移动。

第五，做逆作身印（倒箭式身印）。

古鹿： 对。前面我们已经谈到了这五种制感。

第一种制感可以被视为既受帕坦伽利《瑜伽经》制感之影响，又受吠檀多哲学之影响。这一方法可以实践，也有效果。

第二种制感则受吠檀多哲学的影响。这一方法实践起来并不容易。

第三种受到吠陀生活传统影响，把人限制在一种神圣的自我约束的意识行为中。这种方法的实践者在大众中已很难见到。

第四种是通过意识让普拉那能量在身体十八个穴位上依次移动。这一方法在哈达瑜伽经典中讨论得最详细，实践起来也相对容易。这一制感方法，本质上是能量点制感法。什么是能量点制感法？我们已经说到，人有七大脉轮、十四条重要经络、数以百计的穴位。脉轮可以被视为能量中心，经络可以被视为能量通道，穴位可以被视为能量点。能量点制感法就是通过管控能量点即穴位来达到制感效果的方法。

明象： 难怪雅伽瓦卡亚和瓦希斯塔如此详尽地、不遗余力地点明十八个穴位（事实上，有的穴位应该被视为一个"区域"）名称、不同穴位之间的距离以及具体的制感操作步骤等。有时，瑜伽人也可以把大休息术视为制感，在大休息术中实践能量点制感法。老师，我在这里想进一步询问的是,除了让普拉那能量在这些穴位上依次移动这种制感方法之外,是否也可以通过能量通道和脉轮的方式来制感?

古鹿:明象啊,你问的问题越来越尖锐了。我不得不告诉你的是,在理论上是可以的。尽管在哈达瑜伽经典中没有谈论经络制感、脉轮制感,但你事实上是可以如此实践的。经络制感就是通过能量通道进行制感,脉轮制感就是通过脉轮制感。在中国古代导引术中,就有通过导引让能量在自己的不同经络上走动的实践,这本质上就是制感。比如,在中国导引术中有大周天、小周天的修习法,你也可以将大小周天理解为经络路线。事实上,导引术修习高明者,每条经络都是可以单独实践的。

明象:老师,我想起来了,中国道家修持丹田,是不是可以理解为制感呢?

古鹿:道家中的"意守丹田"可以被理解为丹田制感。

明象:道家丹田是否和脉轮相似呢?

古鹿:是相似的。中丹田可以被视为心轮,下丹田可以被视为海底轮、生殖轮和脐轮的合一,上丹田可以被视为喉轮、眉间轮和顶轮的合一。不过,我们谈论意守丹田时,制感和专注以及冥想的边界模糊了,你也可以把制感理解为冥想。

明象:老师,太有意思了,您大大开阔了我的视野。根据您的理解,其实心意在穴位上移动为制感,在经络上移动也为制感,意守丹田也是制感,这制感属于广义冥想。在哈达瑜伽中,心意在十八个穴位上依次移动是制感,心意在十四条经络上移动也是制感,心意守护着七大脉轮也是制感,这制感也属于广义的冥想。这样表达可以吗?

古鹿:没问题。但我们这样谈,谈着谈着就似乎突破了制感的边界，把调息、专注、冥想都糅合在一起了。有时，你也很难分清制感、专注、冥想。人不是一个机械体，其实我们每个活动或行为都不是单一的。牧牛尊者就说了，两轮六次调息就是制感，两轮六次制感就是专注。所以，我们在谈论制感时，不要和调息、专注割裂开来理解。而大家也熟悉了，专注、冥想和三摩地作为内支，作为专念，根本不能分开。因此，我们可以把这些都视为制感或广义的制感。

明象：老师，既然谈了连调息都被归为制感，那么我想问体式也可以归入制感吗？瑜伽清洁法都可以归入制感吗？

古鹿：明象，我还真想过这个问题。在《瑜伽经》中，āsana是坐姿，是为制感提供条件，就很容易归入制感了。但在哈达瑜伽中，不仅仅有坐姿，事实上āsana已经发展成为体式或体位了，也就是有动态的而非坐着的体式。一般情况下，我们不太可能把它归入制感。但如果你能理解到，体式服务于制感，你就相对容易理解了。我们可以让体式服务于制感，并不是说体式本身就是制感。类似的，清洁法在哈达瑜伽中很重要，它可以被视为哈达瑜伽的起步，是服务于哈达瑜伽更高目标的。

明象：我本来只是希望简单地捋一捋哈达瑜伽中的制感类型，经您这么一说，我发现制感确实好复杂，而通过普拉那能量管理这一视角理解哈达瑜伽，也就容易了。我们不说其他瑜伽的制感之是非，而是就哈达瑜伽来说，这一制感方式十分殊胜。

古鹿：明象，你的理解和演绎十分有道理，为你点赞。我们还可以进一步说，对普通哈达瑜伽人来说，经络制感、脉轮制感相对比较难一些，而穴位制感比较容易实践。投山仙人为何大赞这个制感方法，我们现在也可以理解了吧。

第四章 制感的践行系统

明象：当代瑜伽界对于制感的研究我了解不多，但从您的《阿育吠陀瑜伽》中得知有位学者对制感研究很深，我想您能否介绍下他的制感思想？

古鹿：你说的是大卫·弗劳利吧。

明象：是的，是的，我一时没有记起他的名字。

古鹿：大卫·弗劳利是当代非常少见的吠陀研究学者、瑜伽士、阿育吠陀研究专家、吠檀多思想家。他出版了几十部著作，很多作品一直畅销。对制感的研究可以从他的多部作品中看到，特别是在《瑜伽与阿育吠陀：自我疗愈和自我觉醒》《阿育吠陀与心意：意识之疗愈》和《瑜伽与阿育吠陀中的苏摩：回春和不朽的力量》中对制感有专门的研究。

明象：他的研究有超越我们前面谈的有关制感的内容吗？

古鹿：我觉得他对制感的认识超越了以往所有人对制感的认知。但是，就这么一说是不能让你信服的，我们接下来就主要结合他的认识来谈论制感的实践。之所以要这样介绍，是因为他是基于能量的角度来理解制感的。

明象：老师如此肯定和认可大卫·弗劳利，这让我好想具体知道他在制感上的认知。

古鹿：大卫·弗劳利提出，pratyāhāra（制感）一词由两个梵文词根构成：prati和ahara。Ahara的意思是"食物"或者"任何从外部摄入我们之中的东西"。Prati是一个介词，意思是"抵抗"或"远离"。Pratyāhāra（制感）的字面意思是"对摄入之物的控制"或者"对外在影响的掌控"。这好比乌龟将四肢收回到龟壳里。在这里，龟壳就是心意，四肢就是感官。[1]

明象：把制感理解为对摄入之物的控制，这很有意思。制感就好像控制饮食一样。

古鹿：没有错。大卫·弗劳利对摄入之物的理解也很特别。他认为摄入之物分三层。一是物理性的"食物"（摄入之物），它们由地水火风空五大元素构成。二是作为精微物质的"食物"，也可称为"印迹"，其对于滋养心意是必不可少的，由色声香味触五感构成。三是心灵的"食物"，即与心灵的关联，其服务于灵魂，通过三德（罗阇、萨埵、答磨）影响我们。

明象：确实让人耳目一新、大开眼界。

古鹿：大卫·弗劳利认为，制感分两层，一是从不好的食物、不好的印迹和关联中撤回，一是朝好的食物、好的印迹和关联开放。所以，他认为制感是非常广义的，它涉及好的饮食和饮食方式、合适的关系，没有这些也难以控制精神印迹，但从制感本身看，首要的还是控制感官。

明象：大卫·弗劳利的解释好清晰，太精彩了。

古鹿：大卫·弗劳利告诉我们，让我们的意识从消极印迹中撤回可

---

[1] David Frawley. *Yoga and Ayurveda: Self-Healing and Self-Realization*, Twin Lakes: Lotus Press, 1999，pp.262-263.

以加强我们的心意的免疫力。他说："正如健康的身体可以抵制毒素和病原体，健康的心意可以避免周围消极因素的影响。如果你容易为你周围环境的噪声和混乱所打扰，就实践制感。没有制感，你难以冥想。"①在他这里，制感是冥想的前提。

明象：老师，我感觉到大卫·弗劳利对制感的认识有过人之处。他不是一味地从感官对象撤回，而是区分了感官对象。对这个对象的理解也明显和普通的理解不同。如果他的理解是对的，那么他的思想对我们关于制感的认识会有很大的冲击。

古鹿：什么冲击？

明象：我们在讨论帕坦伽利的制感时，关心的是心意从感知对象撤回。我们在讨论《薄伽梵歌》中的制感时，也要从感知对象撤回，不过它突出了和高维的至上自我的联结。这一联结的目的是提升我们的修行维度。哈达瑜伽经典中谈制感，也主要是从感知对象中撤回，也涉及和至上自我（阿特曼或梵）的联结。但大卫·弗劳利在谈制感时，并不是一味地主张从感知对象撤回，而是强调从不好的、不合适的感知对象撤回，同时朝合适的、好的感知对象开放。这样一种理解大大开拓了我们对制感的认识。

古鹿：明象，你的观察很正确，也很重要。大卫·弗劳利对制感的认识和我们所关注的侧重点有差异。传统上普遍侧重于从感知对象撤回，而他则对感知对象加以明确的区分。事实上全然撤回并不是最理想的，我们也需要感知对象的滋养。只是有的感知对象（食物、摄入之

---

① Frawley David, Yoga and Ayurveda: *Self-Healing and Self-Realization,* Twin Lakes: Lotus Press, 1999, pp.262-263.

物）带来心的涣散，甚至导致抵抗力和免疫力的下降，引发疾病。

明象： 我们可以说，大卫·弗劳利发展了瑜伽中"制感"一支了吗？

古鹿： 是的。明象，你还可以注意到，大卫·弗劳利对制感的系统实践指导和哈达瑜伽的制感思想是一致的。前面谈到，制感的方法分两层，一是排斥不好的印迹，一是接受好的印迹。那么具体采取什么方法呢？他告诉我们，在具体方法上也有两类：一是关闭感官，例如闭眼、闭耳、禁食，不接受外在的印迹，这样让身体避免了可能的食物毒素，让心意避免了会分心的印迹；一是在我们的感知实践时进行制感，这一方法其实是我们在目击感知对象，而非对感知对象做出喜欢或不喜欢的反应。我们不对感知对象做出反应，意味着我们不给感知对象投射名和色，而是如其所是地观察感知对象——那是感官能量之游戏。除了关闭感官和以目击的方式来面对感知对象，大卫·弗劳利还推荐了一种方式，就是观察对象之间的空间，而非对象本身。这里其实他涉及的是希瓦身印，属于一种走向三摩地的实践艺术。

明象： 大卫·弗劳利对制感的实践方法已经达到很高境界了，您说到观察对象之间的空间，这不就是一种高级的冥想吗？

古鹿： 是啊，大卫·弗劳利自己在注释中说了，这是希瓦身印。希瓦身印是一种很特别的冥想艺术。

明象： 老师，您说大卫·弗劳利的制感和哈达瑜伽中的制感非常一致，但这一点至今还觉得不够清晰，请您继续解释下。

古鹿： 大卫·弗劳利将制感分为四类，分别是：控制感官、控制能量、控制行动器官、控制心意。

下面我们来具体论述这四类制感方法：

一、控制感官

希瓦南达（Swami Sivananda）曾经说过，制感本身就是瑜伽，并且这是八支瑜伽中十分关键的一支。但在如今这个商业社会或消费主义盛行的时代，人们似乎不愿意真正谈论制感、实践制感。我们欲望众多，不知道如何让心平静。每个人都被商业和消费的欲望驱逐着，没有时间思考人生。基于此，弗劳利才会说，控制感官可能是我们当下这个时代最强大的、最重要的瑜伽一支。他提供的感官控制法主要有：

（一）正确摄取印迹

我们（的感官）每天都要从外界摄取大量的印迹，并且大量印迹都来自虚拟世界，而心意的主要"食物"就是印迹。垃圾食品让我们的身体累积了太多的毒素，而大量的垃圾印迹让我们的心意躁动不安。这些垃圾印迹，基本上是没有什么意义的信息，它们无法提升我们的生命质量，却像垃圾围城一样占据了我们绝大部分的时间和精力。我们在无尽的垃圾印迹之中辗转不止，形成了吸收垃圾印迹的习惯，就如染上了毒瘾。真想改变这一状况，就需要巨大的意志力或某种瑜伽的力量。

（二）感官回撤

第一，直接切断感官印迹。

印迹有其源头。它们主要来源于手机、电脑、邮件、微信、微博、直播、公众号、网站、电影、VR、电视、报纸、杂志、书籍、ChatGPT等各种各样的载体和活动。为了直接切断垃圾印迹，我们要有意识地放弃某些印迹来源。如今，真正对绝大多数人形成挑战的是手机。毫无疑问，手机在带来海量资讯的同时，也带来了大量的垃圾印迹。我们需要有意志力来安排自己的时间，选择性地运用它们，不能成为它们的奴隶。

母胎身印（Yoni mudrā）是关闭感官（制感）的重要方法。但这一方法也是达至三摩地的方法，我们在最后部分具体介绍。

第二，开放感官，但心不在焉。

这里分两种情况：一是被动式"心不在焉"。我们很多人都有体会，就是我们明明在听，但什么也没有听到；明明在看，但什么也没有看到。感官是开放的，但是心不在感官处，更不在感官对象处。

二是主动式"心不在焉"。通过练习，即便感官开放，也不会引发感官的活跃而受制于感官。这种"心不在焉"是一种瑜伽功夫，需要不断修习。

（三）专注于统一的印迹

我们可以有效控制感官，但却难以避免面对众多的垃圾印迹，因此我们需要找到应对垃圾印迹的能力。有一种说法，那就是以一念应万念，即把注意力集中于统一的印迹。我们可接受的印迹，它们应该是内在关联的、可以统一起来的，而不是散乱的、无序的。一旦我们接受的印迹是彼此关联的、有序的，就比较容易管理感官、控制感官了。

（四）创造积极的印迹

人是具有创造力的，可以根据自己的需要创造一种积极的内外环境，在积极的环境里，可以获得更好的印迹。例如，大家一起习练瑜伽，寻找一个优良的环境，彼此间建立良好的关系，可以分享使用带来更好印迹的技术和手段。这种积极的创造也有助于我们控制感官。

（五）创造内在的印迹

为了让自己更好地生活，人们进行自我的创造，可以从内部获得内在的印迹。想象就是其中一种特别的方式。人可以通过想象为自己创造符合生命本身需要的印迹。在某种意义上，众多的神话故事、宗教故事都是人通过想象创造出来的，人们通过这些创造，获得内在自足的印迹，让感官避免遭受杂乱和不良的刺激，让生活更加圆满和喜悦。

想象可分为不同的层面。一旦把握了瑜伽的根本，那么，不管哪种层面的想象，都可以有效地服务于感官的控制，有助于达成瑜伽更高的目标。

二、控制能量

普拉那能量低，生命力就弱。一个人的普拉那能量强，就有巨大的活力。但是，普拉那是一种中性能量，我们需要正确面对自己的普拉那。

一般情况下，普拉那属于能量鞘。如果普拉那能量得到控制，我们就可以保持稳定和力量。调息是一种自我的控制和管理，普拉那在调息中得到加强和调理，可以此加强对感官的控制。

三、控制行动器官

除了控制印迹和能量，我们还可以通过直接控制行动器官来控制感官。行动器官得到了有效控制，感官也就可以得到有效控制。

行动器官包括手足舌肛门生殖器，每个行动器官都有特定的功能和价值。行动器官的本质是朝外的，就像手要去抓，足要行走。对于所有的行动器官，我们都需要其发挥正常的功能，但如果我们的内器官即心意开始执着这些行动器官所带来的感受，我们就会陷入麻烦中。

舌头可以尝到各种味道，基于某种心意，我们可能会执着某一种味道，这就会带来一种独特的印迹，从而导致业力。在业力的作用下，我们就会失去自主性，我们的感官就会把我们牵着走。控制舌头对味道的摄取，便可实现对感官的控制。

其他行动器官也一样。特别是我们的生殖器官，对大部分人来说，要完全控制好它很不容易。性的力量巨大无比，会深刻影响我们瑜伽行者的修持。关于性的问题，各种探讨很多。有一点可以肯定，生殖器官在正常的行动中所伴随的快感会成为人们执着的理由，一旦执着于快感而陷入复杂的关系中就会带来种种问题。当然，控制性器官不等于支持禁欲主义，而是需要对生殖器官、性、性对象、性行为、性关系等有一个深刻的认识，从而理解和处理好这一行动器官问题。

四、心意控制

我们前面谈到哈达瑜伽经典如《雅伽瓦卡亚瑜伽》特别重视普拉那能量在十八个穴位依次移动的制感法。大卫·弗劳利也认可这一方法的有效性，并提供了具体的制感实践指导：

注意力在大脚趾。吸气，能量聚集到大脚趾；呼气，放松。感觉大脚趾获得了能量，得到了疗愈，得到了放松。

注意力转向踝关节。吸气，能量聚集到踝关节；呼气，放松。感觉踝关节获得了能量，得到了疗愈，得到了放松。

注意力转向小腿中间。吸气，把能量聚集到小腿中间；呼气，放松。感觉小腿中间获得了能量，得到了疗愈，得到了放松。

注意力转向小腿根部。吸气，把能量聚集到小腿根部；呼气，放松。感觉小腿根部获得了能量，得到了疗愈，得到了放松。

注意力转向膝盖中间。吸气，把能量聚集到膝盖中间；呼气，放松。感觉膝盖中间获得了能量，得到了疗愈，得到了放松。

能量转向大腿中间。吸气，把能量聚集到大腿中间；呼气，放松。感觉大腿中间获得了能量，得到了疗愈，得到了放松。

能量转向会阴。吸气，把能量聚集到会阴；呼气，放松。感觉会阴获得了能量，得到了疗愈，得到了放松。

能量转向环跳。吸气，把能量聚集到环跳；呼气，放松。感觉环跳获得了能量，得到了疗愈，得到了放松。

能量转向生殖器。吸气，把能量聚集到生殖器；呼气，放松。感觉生殖器获得了能量，得到了疗愈，得到了放松。

能量转向神阙。吸气，把能量聚集到神阙；呼气，放松。感觉神阙获得了能量，得到了疗愈，得到了放松。

能量转向膻中。吸气，把能量聚集到膻中；呼气，放松。感觉膻中得了能量，得到了疗愈，得到了放松。

能量转向颈底部。吸气，把能量聚集到颈底部；呼气，放松。感觉颈底部获得了能量，得到了疗愈，得到了放松。

注意力转向舌根。吸气，把能量聚集到舌根；呼气，放松。感觉舌根获得了能量，得到了疗愈，得到了放松。

注意力转向鼻根。吸气，把能量聚集到鼻根；呼气，放松。感觉鼻根获得了能量，得到了疗愈，得到了放松。

注意力转向眼睛。吸气，把能量聚集到眼睛；呼气，放松。感觉眼睛获得了能量，得到了疗愈，得到了放松。

注意力转向印堂。吸气，把能量聚集到印堂；呼气，放松。感觉印堂获得了能量，得到了疗愈，得到了放松。

注意力转向前额。吸气，把能量聚集到前额；呼气，放松。感觉前额获得了能量，得到了疗愈，得到了放松。

注意力转向百会。吸气，把能量聚集到百会；呼气，放松。感觉百会获得了能量，得到了疗愈，得到了放松。

在这一制感实践中，需要把心意和普拉那能量专注于每一个区域。注意力从最下面（大脚趾）一个一个往上"爬"，直到百会，那里属于至上自我，超越一切二元对峙，超越生死和各种苦难。作为具体的实践，应结合自己的身体状况，可集中于某个穴位，或某几个穴位。也可以做一个整体的循环式制感实践，即从大脚趾到百会，又从百会到大脚趾，这样构成一个循环。制感实践时间可长可短。

明象： 哇，老师您解释得太清晰了，一下子让我们明白制感是多么重要、多么丰富。

古鹿： 这些内容我已经在《阿育吠陀瑜伽》中整理过，所以可以一口气给你说这么多。应该感谢大卫·弗劳利为瑜伽所做的巨大贡献。事实上，他在制感问题上的贡献还有很多，例如如何摄取对我们心意有益的印迹以及如何让这些印迹服务于我们，这方面的内容也非常丰富，会更多地涉及阿育吠陀。如果结合阿育吠陀，这就更容易帮助我们理解制感的重要性，也更容易理解为何对摄取的印迹必须有合适的处理方式，明白制感的不同方式对我们养生的价值。不过，这部分内容我们不在这里介绍了。我只是强调一点，我们面对的各种印迹，需要科学地对待，有的需要摄取，有的需要排斥，有的需要恰当吸收。人在不同时候，摄取的印迹也应该不同。

明象： 感谢老师，您对制感的介绍已经非常滋养我了。我要好好地利用它们，来服务于我的养生和瑜伽冥想实践。

第五章 制感、冥想和疗愈

明象： 老师，我今天有点不开心。

古鹿： 明象，为何不开心呢？昨天不是好好的？一个晚上就变得不开心了？告诉老师，怎么回事。

明象： 哎，我前段时间又买了点股票，我还以为可以抄底了，没有想到啊，深不见底。我在一个社交平台上听大咖谈股票，他说股票已经见底了，现在正是抄底的极佳机会。我是一个小股民，做了好几年的股票，投进去很多资金，至今不但不能赚钱，您看，我连本都保不住了，而昨天晚上我就亏了，彻底亏了。我投入这么多时间成本，什么也没有得到。我昨晚焦虑了，失眠了。今天，我都不好意思来见您。

古鹿： 可怜的明象啊，我们以前谈过股票，我当时是怎么对你说的？不是让你别炒股吗？你不听，偷偷地炒股啊。其实，炒股会让你着迷、让你焦虑，你需要看开、看透。

明象： 我在想，瑜伽制感要面对的就很现实。我们如何用制感去面对这样冰冷的股市？我知道股市已经很长时间不理想了，我承认我是"韭菜"，被割了。我想无数的小股民都成了"韭菜"。一定有很多人会感到迷茫、痛苦、焦虑、纠结。这会让我们联想到社会经济不景气，无数的实体企业难以维系，出现大量的失业人群。很多大学生毕业了找不到工作。几千个人竞争一个公务员岗位。无数的年轻人没有钱，没有事业，结不起婚，买不起房，当然也生不起、养不起孩子。很多人无奈地躺平了，但更多的人只能一边焦虑、彷徨，一边更加"内卷"。瑜伽能为此提供什么解决方案吗？

古鹿：你提到的情况就是我们的生活状况啊。人类可能面临的种种问题，释迦牟尼遇到过、罗摩遇到过，但他们那时的问题必然和今天的问题有差异。他们非常敏锐，并执着地探索解决之道。如果你看看《佛陀传》或《至上瑜伽：瓦希斯塔瑜伽》，就可以知道他们的内心感受，也可以看到他们是如何解决他们的困惑的。明象，你如果愿意，看看《薄伽梵歌》第一章，了解下阿周那遇到的困惑。这些内容会对你有启发，可以帮助你消除心中的困惑，摆脱内心的焦虑和痛苦。

明象：作为人我们都是有局限的，这个局限最终来自我们的人性。而人性其实是基于"我慢"，我慢是问题的根源。我们的我慢无法控制地要去攫取它渴望的，心意因此一刻不停地波动着。种种压力给我们带来焦虑，我们的内心难以化解。如今人类面临复杂多样的生态问题、能源问题、核问题、人工智能问题等，人类发展将走向何方我们也许还不知道，但这些问题带来的"压力"是实实在在的。老师，您以前经常和我们谈到新的轴心时代来临，这几年您谈得少了。我们的时代是否有可能预示着要走向全新的时代？您为何谈得少了呢？

古鹿：时代在变化，时代在迭代，我以前谈得很多，但谈了也没有多大的作用，我们还是需要务实地面对现实并解决问题。历史的"势"，我们个人不可能去控制，但我们可以做一些面对这"势"的预备。这个预备其实就是在目前条件下如何让我们过得"满意"。瑜伽，在我这里当然不是简单的体位锻炼，而是探索真正自我的方式，可以用来解决个体的身心困惑，实现个体生命成长和觉醒。在我看来，当今种种的社会问题是对所有人的挑战。瑜伽可以成为一种面对挑战的手段，就包括面对你谈到的生存痛苦和压力。明象,你有没有想过可以将你做股票遇到的问题和制感的实践联结在一起?

明象: 我想过,但还联结不起来啊,老师!

古鹿: 因为压力,导致焦虑、抑郁、烦躁、失眠等,从制感瑜伽来看,就是人因为压力摄入了太多不好的印迹。这些印迹可能是因为生存的压力、和他人或过去的对比、想象可能带来的生活变化等引起的。失业、工作压力太大、收入太低、缺少成长空间、人际关系紧张、男女感情纠结、亲子关系紧张、染上恶习等,这些都会产生不好的印迹,如果人长时间接受不好的印迹,会带来很大的问题。而制感事实上可以帮助减轻或消除这些问题带给人的影响。

明象: 确实是啊,这样说起来,制感很现实、很实用呢!

古鹿: 你要知道,制感是一种实践,让你从摄入的印迹中摆脱出来,这种摆脱可能是暂时的,但你要对自己有信心,要坚持实践制感。另外,你也应该知道,制感的实践和努力去改变自己的处境并不是对立的,在实现二者的过程中,制感会成为一种很好的疗愈方式。

明象: 制感其实是调整我们的能量状态。不管通过哪种制感方式,本质上都会改善我们的心意状态,会变得专注,会变得宁静,会平息下来。因为心意变得宁静而不烦躁焦虑,心意的自我察觉力会更好,也更容易找到解决困惑的方法和手段。可以把制感视为走向冥想的行动艺术,收到极好的疗愈效果。

古鹿: 是的。如今,人们会说冥想具有很多疗愈效果。其实,只要你深入分析就可以了解,说冥想有疗愈效果,其实就是说制感具有疗愈效果。这个时代中我们真正遇到的难题是,我们的感官难以控制,无法从消费主义迷雾中解放出来。所以,制感的实践非常重要。没有制感的基础，我们的冥想也难以有很好的效果。正如大卫·弗劳利所言：

> 我们很多人发现，即便冥想了多年，我们也没有达到我们期待的一切。没有某种程度的制感，努力实践冥想就如用一个漏水的容器打水。无论我们打入多少水，它都以同样的速度流出。感官就如我们心意这个容器的洞口。除非封住洞口，心意无法接住真理的甘露。[1]

明象：老师，您是不是说，谈论冥想的各种效果，其实都需要基于制感，离开制感，冥想的效果是难以有保障的？

古鹿：是的。我们可以这么理解。从孤立的视角看，制感是一种感官控制，不管我们采取哪种方式，本质上都是对我们感官的管理，对我们感知对象的管理。哈达瑜伽主要是从能量管理的角度来解决我们的制感问题的。在哈达瑜伽看来，制感是一种能量管控。从动态的视角看，我们的体位、调息、专注和冥想都是和制感相互联结的。在这个时代，也许你不需要过多地借助各种神奇的方法或某个大师提供的冥想方法，而是实实在在地实践制感，选择几种制感方法，对自己的感知对象和感官本身进行管控，让我们这个身体的能量得到维护和滋养，避免让我们的能量不合理地流掉，从而提升我们的抵抗力、免疫力，获得一个更加健康的身心，尽可能地避免各种各样的疾病。这时，我们就可以更加清晰地认识到，为何说制感本身就是一种冥想、制感本身就是一种真正的疗愈。

---

[1] Frawley David, Yoga and Ayurveda: *Self-Healing and Self-Realization,* Twin Lakes: Lotus Press, 1999, p.270.

明象：老师，您说的让我明白，制感就如旋转门，是进是出在于你自己。如果出来，不管控感官，那么我们会遇到各种问题；如果进去，就是学会控制我们的感官，我们就会变得更加健康、智慧和喜乐。道理我懂，老师能不能举例子解释下呢？

古鹿：明象，你不是不懂，是想让我重复下一般的制感吧。我们前面提到过若干个制感的实践，这里谈点更具体的。一对夫妻，相处了三年，没有孩子。他们家里很想早日有个孩子，于是这对夫妻去医院体检，看看是不是有生殖问题。结果医生告诉这对夫妻，没有一个人有病，都是健康的。这位医生熟悉中医，还学过一些阿育吠陀医学，还拿了个心理咨询证书，可以说是一个高手。医生分别和这对夫妻交流，要他们停止夫妻生活3个月，怀孕概率马上提高，并告诉他们一些容易怀孕的技巧。不出医生所料，到了第五个月这对夫妻怀上了。这里，医生采取了一种隔离制感法，就是暂时停止夫妻生活这种感官行为，最后达成怀孕的效果。

明象：这个例子好清晰。

古鹿：大卫·弗劳利介绍了他的师父拉马那（Ramana Maharshi）的念死制感法。这是一种普拉那制感法（prāṇa-pratyāhāra），就是观想自己的死亡过程。在观想中普拉那（生命力）从身体撤回，关闭从脚到头的所有感官。拉马那在17岁的时候通过这一制感法获得自我觉悟。在他探究自我之前，他观想他的身体死掉了，普拉那从身体撤回到心意，又将心意撤回到心。弗劳利说，要是没有这样的念死制感，他师父的冥想过程不能顺利成功。①

明象： 哦，这是念死制感法或者说普拉那制感法。

古鹿： 制感会给我们带来很多好处。身体上的好处是一个方面，学会科学制感，可提升免疫力，给我们带来健康、长寿。心理上的好处则是另一方面，制感让我们更加有自信，更充满内在的活力。一个人存在心理的问题，是因为他们的身体能量一直朝外，一直处于能量的消耗状态，而制感则是让其朝内，让能量处于撤回、滋养状态。制感因为它让人处于独特的存在状态，自然会带来身心的疗愈，让冥想更有成效，最终走向生命的圆满。

明象，我们花费了四天时间讨论了制感。跳出具体细节的分析，你有没有开始意识到，第一部讨论的是冥想，它揭开了一个基本的立场，冥想是关于自我的科学——关于认识自我、专注自我、与自我合一的科学。而第二部为我们真正认识自我预备了空间，也就是只有通过制感，从外在转向内在，真正的自我认识才会开启。

明象： 老师啊，您说的正是我想说的。

---

① Frawley David, Yoga and Ayurveda: *Self-Healing and Self-Realization,* Twin Lakes: Lotus Press, 1999, pp.267–268.

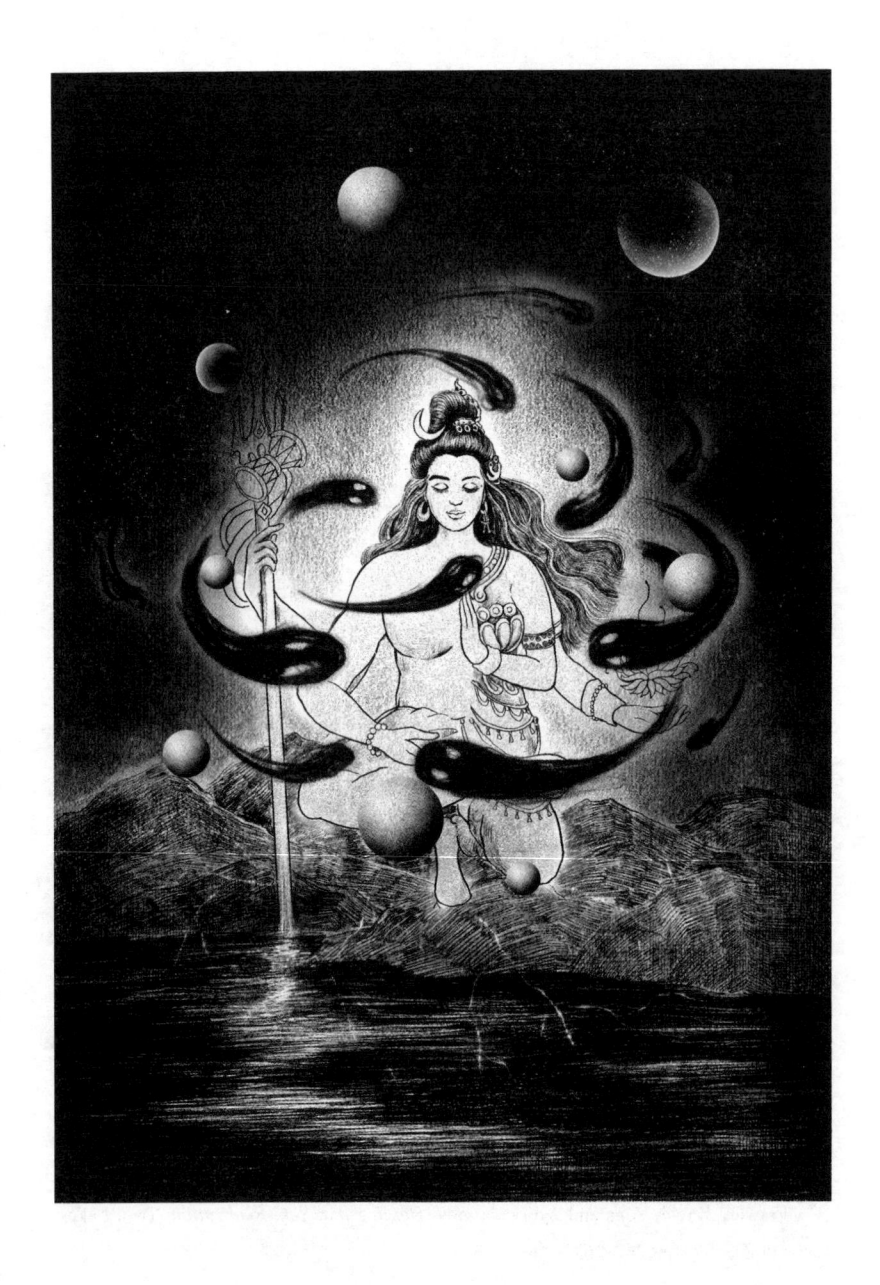

第三部
专注自我

The Power of Meditation
Towards Haṭha Yoga Meditation

第一章 · 帕坦伽利的专注
第二章 · 哈达瑜伽的专注及其实践
第三章 · 专注与身印
第四章 · 从专注到冥想

第一章 帕坦伽利的专注

明象：老师，早上好。我今天给老师带了点您喜欢吃的杧果。

古鹿：谢谢明象，我很少吃水果，特别是在冬天。我以前跟你谈过，冬天天寒地冻，瓦塔（风能）和卡法（水能）占上风，对于一个瓦塔体质的人来说，不太适合多吃水果。因为，很多水果都是寒凉的，如杧果、山竹、西瓜、柿子、猕猴桃、苹果、草莓、香蕉、柚子、阳桃、枇杷、桑葚、无花果、荸荠、甘蔗、甜瓜、梨、火龙果等。

明象：老师，我知道。水果加热不就可以了吗？

古鹿：其实，有的水果不是加热就可以变成热性食物的啊，你没有专注地学习我给你讲解的阿育吠陀饮食啊！当然，对于我这个体质，加热是必要的。如果一定要吃点，建议明象带点热性水果，如樱桃、橘子、荔枝、枣、山楂、杨梅、桂圆、石榴、桃子、杏、龙眼、木瓜、榴梿等，我或许考虑在冬天也吃点。

明象：谢谢老师指导。我学是学了，就是不够专注，没有把握住老师您讲解的精髓。我要好好去复习下您教导的知识。

古鹿：前些天，我们已经比较全面地讨论了制感，特别是哈达瑜伽的制感。根据帕坦伽利《瑜伽经》，制感之后是专注。也就是说，掌握了劝制、禁制、坐姿（坐法）、调息和制感之后，我们就可以进入专注了。今天，我们就重点谈谈帕坦伽利瑜伽的专注。

明象：也许很少的人真正关注所谓的帕坦伽利瑜伽的专注、吠檀多的专注、哈达瑜伽的专注。在讨论之前，我应该承认，我对专注的认识有限，无法真正区分不同的专注。如果说具体的，我无法区分普通人谈的专注和瑜伽的专注，无法区分帕坦伽利瑜伽和吠檀多所谈的专注，也无法区分帕坦伽利瑜伽、吠檀多所谈的专注和哈达瑜伽所谈的专注。

古鹿：我们需要区分传统的瑜伽专注和普通人所谈论的专注。专注对瑜伽以及其他修行都非常重要。一个世俗中的人在各种事务上都需要有专注力。没有专注力，心就散乱。散乱之心，难以成就任何有价值的事情。

明象：老师，瑜伽专注和一般讲的专注区别究竟在哪里？

古鹿：一般所谈论的专注不是瑜伽中的专注，它是大家熟悉的集中注意力。集中注意力干什么？就是为了更好地做好某件事情。没有专注力，可能一件普通的小事都难以完成。每天都是24小时，对谁都一样。但有的人一天到晚在那里忙，却什么事情也没有干出来，因为他没有专注做事。有的人能专注，可以在很短的时间内完成一件挺难的事情。曾经有一位博士生已经博四了，但他一直没有顺利完成论文。他每天都要花费很多时间用手机刷短视频、看新闻，而真正能用在论文写作上的时间很少。表面上看他一直忙碌，但其实没有真正花费多少时间在研究上，而一篇有质量的博士论文需要花费大量的时间和精力，需要深入了解资料，并集中思考。然而，因为他无法集中注意力，尽管不断地去努力，但还是无法将主题深入，无法提出真正的新思路，更不能写出像样的论文。

明象：听老师说，有一个想读博士的国外年轻梵文讲师才三十几岁，但他自24岁起就发表论文，参加各种各样的学术活动，出版过好几本书，精通梵文、英文。真是个人才啊！

古鹿： 你从他的有限信息就可以知道，他是一位修行人，非常专注，才有这么多成就。你也可以看到专注在一个修行人那里得到了极好的体现。其实，在一些朋友和国外同行身上，我都发现一个共同的特点，那就是他们对所从事的学术工作都非常专注。

明象： 我对此有所了解，因为您以前经常提起他们。

古鹿： 其实，不只是学术领域，哪个领域不是这样的？

明象： 是啊，我知道了，但凡在科学研究、技术开发、品牌打造、艺术发展、文学创作领域做出成就的人，无一不是专注的，有的可谓十年如一日。老师，在学生心目中，您也是一位有成就的人，我从您身上也感受到了专注的力量。据说，您都没有节日、生日、周末的概念，一直非常专注，把专注做事视为一种生活方式。正因为您持续的专注才会翻译那么多的书，出版那么多的作品。

古鹿： 别夸了。我只是有限的专注，取得非常有限的成绩。

明象： 不是夸，我在说事实嘛！但是，这些例子如何体现普通的专注和瑜伽的专注之间的差异？

古鹿： 普通的专注是为了什么？

明象： 为了达成普通的目标。如学生考个好成绩，运动员得个好名次，科学家探索到事物的本质。

古鹿： 获得这些目标是为了什么？

明象： 为了获得相应的成果、成效、成绩、成就、成长。这些目标都是属于尘世的，没有指向更高维度的目标。

古鹿： 对了嘛！普通的专注，其目标是世俗目标，达成世俗结果。对瑜伽你已经有很多了解，传统的瑜伽，不管是帕坦伽利瑜伽、智慧瑜伽（基于吠檀多哲学），还是哈达瑜伽，它们都是以三摩地或者说解脱为导向的。我们谈过《瑜伽经》的最终目标是原人和原质的分离，臻达独存境界。这样的瑜伽境界不是一般人所能达到的。你也读过不少吠檀多作品，如《智慧瑜伽：商羯罗的〈自我知识〉》《智慧瑜伽之光：商羯罗的〈分辨宝鬘〉》《至上瑜伽：瓦希斯塔瑜伽》《觉知真我的旅程：〈八曲仙人之歌〉精解》《瑜伽喜乐之光：〈潘查达西〉之"喜乐篇"》，从中可以知道，智慧瑜伽通过分辨的智慧，区分真和非真，觉知到自己是一个永恒的灵魂（吉瓦），这个灵魂本质上就是不朽的阿特曼，就是不灭的绝对的纯粹意识。智慧瑜伽是觉悟、解脱导向的。也就是说，智慧瑜伽从事的专注修持，是奔向最终目标的，和我们普通的专注目标不一样。同样地，如果你再注意下哈达瑜伽的经典如《牧牛尊者指南》《雅伽瓦卡亚瑜伽》《格兰达本集》《希瓦本集》，就知道哈达瑜伽的专注是为了什么，就是为了达至胜王瑜伽的目标，也就是为了解脱，为了三摩地。

明象：老师，我已经清晰了，传统瑜伽的专注是觉悟、解脱、三摩地导向的，而普通的专注是世俗导向的，就是为了达成各种世俗目标。作为专注本身，不管是传统瑜伽还是世俗追求，都能发挥作用。所以，针对专注的实践本身是可以独立的，并且可以研究专注本身的特征。老师，是不是这样？

古鹿：是的，明象。丹尼尔·戈尔曼（Daniel Goleman）曾经出版了一部畅销书《专注》。这部著作没有涉及瑜伽中的专注，而是讨论我们大众视野中的专注，威廉·詹姆斯的专注定义就是："在几个并列的潜在目标或思想碎片之中，意识突然提取了其中一种，使其呈现出清晰鲜明的形象。"[①] 他认为导致专注力分散的主要有两点：感觉干扰和情绪干扰。其中感觉干扰容易排除，真正难以排除的是情绪干扰。所以，我们平时真正难以专注的往往是我们的情绪。戈尔曼把情感风暴视为专注力的最大敌人。所以，控制情绪是获得并提升专注力的关键。

明象： 帕坦伽利也谈到精神不集中、注意力不稳定会导致心的涣散，从而无法达成瑜伽目标。

古鹿： 专注作为一种实践，不管是瑜伽还是非瑜伽都可以。已经谈过，它们的最大差异在于目标的差异。

明象： 明白了。如果我们把瑜伽简单地理解为普通的运动生活方式，那么这时的专注和普通的专注是不是一样的？

古鹿： 一样的，没有什么区别。只是我们这里探讨的专注不是这样的瑜伽专注，而是传统意义上的瑜伽专注。

明象： 如果我们立足传统瑜伽，那么帕坦伽利瑜伽、智慧瑜伽和哈达瑜伽之间的专注有什么差异？

古鹿： 区分了瑜伽和普通专注的差异，我们也应该区分瑜伽内不同类型的瑜伽在专注上的差异。帕坦伽利瑜伽背后的哲学是二元论的数论，专注的目标是最终区分原人和原质，臻达独存境界。吠檀多不二论（智慧瑜伽）冥想对象的背后是一切皆为梵，最终落实到梵我一如的一元论中。哈达瑜伽最终和吠檀多不二论（智慧瑜伽）一样，也是梵我一如的一元论，然而，哈达瑜伽更多的是偏重于从能量管理视角去达成梵我一如。形式上，它们都专注于某个对象或观念，但其实背后的哲学差

---

① ［美］丹尼尔·戈尔曼著，杨春晓译：《专注：让你不再分心、成就卓越的力量》，北京：中信出版社，2015年，第14页。

异很大。

顺便还想补充的一点是，一般的专注对象是外在对象，而瑜伽中的专注对象一般是内在对象。帕坦伽利认为，制感是一个分水岭，是从外在转向内在，而专注是朝内的，专注对象是身上某个点，如肚脐、舌尖、鼻尖、心莲等。智慧瑜伽的专注也一样朝内。哈达瑜伽经典的专注对象几乎全是内在的，如内在五大元素、各个脉轮等，也可以是观想的内在世界（内景）。

明象：老师，这么复杂而精微啊！一个普通的瑜伽人如何去分辨自己的瑜伽专注属于哪种类型的呢？

古鹿：普通人也许意识不到普通专注和瑜伽专注的区别，更少有人能区别瑜伽内不同类型的瑜伽专注的差别。一般情况下，我们并不要求一个普通人如此严格地去区分自己的专注。但如果他想深入瑜伽，就需要对自己所学的瑜伽有更深入的认识。一个人开始的时候，对瑜伽的了解是非常表面的，也很难真正知道自己在瑜伽地图上的实际位置，但随着认识的不断深入，特别是那些在实践上持续精进、认识上不断提升的瑜伽人，他们就会反思自己的瑜伽知识、瑜伽位置（在瑜伽之海中所处的位置），并且会不断翻新自己对瑜伽本身的认识，从点的知识上升到线面的知识，最后上升到体的知识。所以，一个人对瑜伽专注的认识，并非一步到位，而是有一个不断提升过程的。

明象：谢谢老师，我大概明白了帕坦伽利瑜伽的专注，也明白了帕坦伽利瑜伽的专注和普通的专注、智慧瑜伽的专注、哈达瑜伽的专注之间的区别。

第二章 哈达瑜伽的专注及其实践

明象：老师，上午好！昨天的对话让我明白了帕坦伽利瑜伽的专注的含义，也明白了帕坦伽利瑜伽的专注和其他类型的瑜伽专注的差异。今天，我想深入学习一下哈达瑜伽的专注。

古鹿：专注在哈达瑜伽中具有重要的地位。我们先看一些哈达瑜伽经典中对专注的表述。

《牧牛尊者指南》中说道：

2.53 可以把专注理解为心意的稳定，心中逐个专注于五大元素。

2.54 驻于心脏的地元素是个灿烂的黄色或淡黄色正方形，还有音节la和坐在莲花上的梵天。应在心中溶解那里的生命能量以及心意，专注两小时。应始终练习稳定的地专注，以征服地元素。

2.55 水元素类似于半月或白茉莉，它位于喉咙，具有仙露的种子音节va，并总是和毗湿奴相关。应在心中溶解那里的生命能量以及心意，专注两小时。应始终练习水专注，以烧毁难以忍受的痛苦之毒。

2.56 三角形的火元素位于上颚，类似于红色的胭脂虫，它光辉灿烂，和repha（即音节ra）有关，如珊瑚般明亮，并与楼陀罗相伴。应在心中溶解那里的生命能量以及心意，专注两小时。应总是进行热烈的专注，以征服火。

2.57 风元素位于两眉中间，类似于黑色的眼药水，并和字母ya以及作为主神的自在天有关。应在心中溶解那里的生命能量以及心意，专注两小时。瑜伽士应练习风专注，以飞越天空。

2.58 空元素位于头顶的梵天裂隙，类似于非常清澈的水，并和至高希瓦、内音以及音节ha有关。应在心中溶解那里的生命能量以及心意，专注两小时。据说空专注打开通往解脱的大门。

2.59 五种元素的专注分别具有停止、淹没、燃烧、动摇和干燥的力量。

2.60 五种元素的专注很难通过思考、言语和行为的方式来实现。善于运用这些专注技巧的瑜伽士离一切苦。[1]

《格兰达本集》没有专门开辟一章讨论专注，而是把专注纳入身印中。主要文本如下：

3.57 成就了五种专注法，则世上再无难事。

3.58 修习专注法的瑜伽士，获得往返天堂的神力。他单凭此法，便获得心意的速度，并成就逆舌身印，可凌空而行。

3.59 地元素，在心，其色金黄，其形四方，种子音拉姆（lam），主神为莲花座上的梵天。专注地元素120分钟（5个格迪卡），生命气随心意消融。地元素专注法，给修习者带来稳定，用于征服地元素。

3.60 水元素，色白如海螺，其形如月，甘露一样吉祥，种子音帆

---

[1] ［德］格奥尔格·福伊尔施泰因著，闻风、朱彩虹、黄琪杰译：《瑜伽之书：穿越千年的瑜伽历史、文化、哲学和实践》，海口：海南出版社，2016年，第392—393页。译文有修改。

姆（vam），主神毗湿奴。专注水元素120分钟，生命气与心意合一。水元素专注法，消除所有罪恶。

3.61 火元素，在脐，色如红绒螨，其形三角，主神为赐予成功、如太阳一般灿烂的楼陀罗，种子音朗姆（ram）。专注火元素120分钟，生命气随心意消融。火元素专注法，摧毁对死亡的恐惧。

3.62 风元素，其色如烟，充满善良能量，种子音央姆（yam），主神自在天。专注风元素，获得飞行的神力。

3.63 空元素，色如净海，种子音翰姆（ham），主神大希瓦。专注空元素120分钟，生命气随心意消融。空元素专注法，开启自由之门。[①]

《雅伽瓦卡亚瑜伽》专门有一章讨论专注，它是这样说的：

8.1 现在，我将解释五种专注法的本质。充满苦行精神的嘉琪，你也要聚精会神地聆听。

8.2 那些已经知晓经典本质的人说，专注就是心意集中（于自我），拥有诸如禁制等品质。

8.3–4 嘉琪，那些熟悉瑜伽经典的人，那些跟随坦陀罗经典的人，那些已经觉悟瑜伽经典的人，以及博览群书的专家，他们说，在这一梵的居所（身体）中，在心莲的内在空间里，把握住外在空间就被称为专注。

---

① ［古印度］格兰达著，［印度］G. S. 萨海注，王志成、灵海译：《格兰达本集》，成都：四川人民出版社，2023年，第184—188页。

8.5-6 专注据说有五种。请一个一个聆听它们全部。在地水火风空区域专注于五个神祇（神圣者的代表）。

8.6-8 从脚到膝盖为地区域，从膝盖到肛门为水区域，从肛门到心脏为火区域，从心脏到两眉之间被视为风区域，从两眉之间到头顶为空区域。

8.9-13 关于这个主题，其他一些认为自己是瑜伽学者的婆罗门说，从膝盖到肚脐是水的区域，从肚脐到脖子的区域为火的区域，从脖子到前额是风的区域，从前额到头顶为空的区域。但是，已经知晓经论本质的人说，这种看法不正确。如果火的区域在身体的中心环跳（dehamdhya），美丽的嘉琪啊，那么效果的呈现（其原因是火）是不对的。在因果的合一中，如何可能不出现效果？这在诸如黏土做的陶罐的效果中可看到。

8.14-15 嘉琪，在地的区域，人们必须集中注意力冥想创造神梵天；在水的区域，必须冥想毗湿奴；在火的区域，必须冥想楼陀罗；在风的区域，必须冥想自在天；在空的区域，必须冥想大希瓦。

8.15-25 将普拉那能量聚焦于地区域，用种子音lam，冥想创造神梵天，梵天有四臂，以此保持普拉那两个小时，从而达至对地的掌控。

将普拉那能量聚焦于水的区域，用种子音vam，冥想不变的那罗延（即毗湿奴），那罗延有四臂，头戴皇冠，面色容人，身穿黄水晶色服装，以此保持普拉那两个小时，从而免于一切疾病。

将普拉那能量聚焦于火的区域，用种子音ram，冥想赐予恩惠的仁慈的楼陀罗，楼陀罗有三只眼睛，其色如升起的太阳，他整个身体都涂抹圣灰，以此保持普拉那两个小时，如此冥想则不为火所烧毁。

将普拉那能量聚焦于风的区域，用种子音 yam，冥想半女之主（Ardhanārīśvara，是希瓦和帕拉瓦蒂合体相，男体在右，女体在左），他穿戴各种饰品，手持各式武器，他是万物的原始之因，赐予众人恩惠，以此保持普拉那两个小时，就能如空气一样在空中移动。

将普拉那能量聚焦于空的区域，用种子音 ham，运用心意冥想吉祥的大希瓦，他是伟大的主，其形如以太，如水晶般纯粹，头上佩戴新月，拥有十臂，五头，三眼，面色容人，以此保持普拉那一个半小时——那些精通坦陀罗经典的人说，这样的人已经臻达自由。

8.26-27 嘉琪！您是觉悟梵者中最殊胜的人！这是这里所说的本质。在它们各自的原因中消解展示形式，如梵天等，将普拉那和心意消融于大希瓦，他是万物之因（原质），这样的人必定将自我和神圣者合一。[1]

明象：哇，老师，太棒了，一口气给出了这么多有关哈达瑜伽专注的文本。我认真地看了两遍，发现哈达瑜伽的专注和其他瑜伽的专注似乎真的不一样啊！

古鹿：明象，你说来听听。阅读了我提供的这些材料，看你了解了多少核心信息。

明象：首先，我了解到您提到的三部哈达瑜伽经典《牧牛尊者指南》《格兰达本集》和《雅伽瓦卡亚瑜伽》所谈论的专注本质上都是一样的，就是对五大元素的专注。

---

[1] A. G. Mohan trans. with Ganesh Mohan, *Yoga Yajñavalkya*, Singapore : Svastha Yoga Pte Ltd., 2013, pp.83-87.

古鹿：是的。哈达瑜伽经典中所谈论的专注就是对地水火风空五大元素的专注。人们可能以为专注是可以选择任何对象的，但哈达瑜伽经典在这方面让很多人失望了，因为它所理解的专注只针对五大元素。

明象：其次，我发现它们对五大元素的专注存在明显的差异，特别是关于专注的位置存在明显的差异。在《格兰达本集》中，地元素对应于心的位置，火元素对应于脐的位置，而水风空三个元素没有提供对应的位置。而在《牧牛尊者指南》中，专注的对应位置如下：地元素对应于心，水元素对应于喉轮，火元素对应于上颚，风元素对应于眉心，空元素对应于前囟。而在《雅伽瓦卡亚瑜伽》中，地元素对应于从脚到膝盖区域，水元素对应于从膝盖到肛门区域，火元素对应于从肛门到心脏区域，风元素对应于从心脏到眉心区域，空元素则对应于从眉心到头顶区域。

古鹿：确实如此。这也暗示了，在专注五大元素时，专注的区域并不是固定的。如果你遵循某个哈达瑜伽经典，就应该基于该经典的要求。如果跟随某个哈达瑜伽导师，那么你在修习专注时，也应该跟随导师。

明象：专注各大元素之时，如果专注的位置不同，结果也会不同吧？或者会出现问题吧？

古鹿：一般不会因为专注的位置不同而带来什么严重问题。在某种程度上，这似乎不是一个科学问题，而是一个哲学及其图像设定问题。不同的哈达瑜伽士在认定五大元素及其位置时，是基于他们对五大元素意象的认定。

明象：但对五大元素的对应区域的认识如此不同，难道不在某种程度上暗示了这一理论的错误？

古鹿：如果你是一个严格的统一论者，你会认为这其中有错误。但如果你是一个哈达瑜伽哲学家，你便可以接受五大元素的对应位置的差异。事实上，在瑜伽哲学中很多理论在具体的人那里的解释，都会出现差异，甚至矛盾。就从人性论来说，儒家中存在性善论（孟子）、性恶论（荀子）、性三品说（董仲舒），这会让人觉得儒家人性论是混乱的，但它们都有各自的合理性。在瑜伽哲学中，我们发现人们对脉轮的理解也同样存在很大的差异。你或许会认为这是错误的。但我要告诉你一个事实，人的认知结构对理解人本身具有极大的影响。不同的人类文明对世界的理解具有极大的差异性，不同的人类文明对身处其中的人们的影响是深刻而长远的，它们造就了不同认知体系中的人们，例如基督文化、佛教文化、儒家文化、道家文化、伊斯兰文化等都是各自有效的造就人、培养人的方式。在瑜伽哲学中，我们可以看到不同类型瑜伽内在的巨大差异，但它们都是在瑜伽这一总体范畴下造就人的方式。

明象：老师，这个问题我不再纠结了。我还发现，对五大元素的专注本质上就是冥想。因为，多本瑜伽经典在谈论专注时都明确要求在五大元素不同区域冥想不同的神圣者，如《雅伽瓦卡亚瑜伽》明确说，在地的区域，人们必须集中注意力冥想创造神梵天；在水的区域，必须冥想毗湿奴；在火的区域，必须冥想楼陀罗；在风的区域，必须冥想自在天；在空的区域，必须冥想大希瓦。

古鹿：专注和冥想并没有真正明确的边界。专注、冥想和三摩地是连续的，专注本身也可以臻达至高的三摩地境界。

明象：五大元素专注法和普拉那能量的关系也极其密切，对每个元素的专注都包含了住气，如"保持普拉那两个小时"。哈达瑜伽专注法中突出了保持普拉那的时间，正好体现了哈达瑜伽的特点，即突出了修习中能量管理的重要性。在专注中,要求保持普拉那能量,还要让心意消融。在《格兰达本集》中也有"专注某某元素120分钟,生命气随心意消融"之类的表述。

古鹿: 在我看来,哈达瑜伽中保持普拉那(也就是控制普拉那)是关键性的部分,它对于人的身体健康非常重要。《雅伽瓦卡亚瑜伽》在讨论专注时,也讨论了调息法可以平衡道夏(doṣa),获得健康。可见,哈达瑜伽就是利用调息的专注法平衡道夏,消除各种疾病。

正如雅伽瓦卡亚说的:

嘉琪,身体由五种物质形式构成,不是吗?身体有三个道夏(瓦塔、皮塔和卡法)。

一个瓦塔占主导的人沉浸在瑜伽实践中,其身体为调息本身所干化。一个皮塔占主导的人沉浸在瑜伽实践中,其身体不容易为调息所干化。一个卡法占主导的人沉浸在瑜伽实践中,其身体会得到快速的滋养。

一个人始终专注于火元素,可以消除因瓦塔引起的所有疾病。

一个人始终专注于地和水元素,可以很快消除因卡法和瓦塔引起的疾病。

一个人始终专注于空和风元素,可以摧毁由三个道夏任何一个引起的疾病。

在这一问题上,医生中最殊胜的双马童就是如此说的。只有通过控制普拉那，才能在所有人那里平衡三个道夏。[1]

明象：哈达瑜伽把专注和身体疗愈结合在一起，可以说是其修持的一个特色。我们在了解诸如虔信瑜伽、智慧瑜伽、行动瑜伽、胜王瑜伽的专注时，并没有特别在意专注和身体的健康结合。但哈达瑜伽与众不同，它关注了调息。调息涉及普拉那能量，普拉那能量关乎粗身的健康，也关乎精身的健康。一旦将普拉那能量纳入专注中，必然体验到哈达瑜伽的独特之处。也就是说，哈达瑜伽要处理的是普拉那能量，专注涉及普拉那能量的调用，哈达瑜伽也将普拉那能量的调用和人的体质结合。根据阿育吠陀，人由五大元素构成，而不同元素的构成直接影响了人的体质。人的体质分不同类型，这取决于人身体所构成的道夏状态。一般来说，一个人如果由风、空元素占主导，他就是瓦塔体质；如果由火、水元素占主导，他就是皮塔体质；如果由水、地元素占主导，他就是卡法体质。

古鹿：尽管哈达瑜伽中的专注有这样那样的差异（我们这里不再做更多的展开），但我们可以明确这种瑜伽的专注有限定的范围，不是专注于任何对象（而是专注于五大元素），也明白专注中强调普拉那能量的控制，同时将专注对象和相应的神祇对象联结起来。

明象：老师，我想了解下，在专注中如果有些内容无法专注，或者没有注意到某些专注的细节，后果会如何？

---

[1] A. G. Mohan trans. with Ganesh Mohan, *Yoga Yajñavalkya*, Singapore: Svastha Yoga Pte Ltd., 2013, p.89.

古鹿：你是指专注时专注于不同元素的对应神祇吧？

明象：是的。

古鹿：基于印度神话系统，五大元素对应的神祇是一致的，地元素对应于梵天，水元素对应于毗湿奴，火元素对应于楼陀罗，风元素对应于自在天，空元素对应于大希瓦。对此《牧牛尊者指南》《雅伽瓦卡亚瑜伽》和《格兰达本集》这三部哈达瑜伽经典的观点完全一致，它们都要求在专注这五大元素时应该相应地冥想这五个神祇。但是，令人费解的是，我们在《瓦希斯塔本集》和《雅伽瓦卡亚瑜伽》高度重复的文本中看到，五大元素对应的五个神祇并不完全一致，《瓦希斯塔本集》认为风元素对应于玛哈特（字面意思"大"），空元素也对应于玛哈特。

明象，你可以从文化和神话的角度去理解，只要你愿意，你可以对每个神祇做一些深入的了解，以便在专注时有一些更加具象化的依托。但如果你并不喜欢神话，也不相信这些神祇，你可以不用这些神祇意象，在专注中完全可以放弃这些内容。

明象：老师，我可以用五大元素本身的一些特征意象来替代神祇意象吗？

古鹿：从我的理解来说，这样做是可以的。这样专注，可以让专注更加去本地化，变得更加普世。这对于我们推广哈达瑜伽的专注也有裨益。但如果你喜欢原先的文化和神话，使用原来的神祇意象应该也是很好的。

明象：老师，通过您的讲解和我们之间的互动，我明白了哈达瑜伽专注的要点，我把核心的五大元素专注法要点概括如下，您看是否合适？

五大元素专注法：

专注指导可以选择不同的哈达瑜伽经典版本，它们会有差异。

这里我选用《雅伽瓦卡亚瑜伽》中的五大元素专注法。

我按照地水火风空五大元素的顺序具体介绍下专注的方式。

一、地元素专注法

1. 空腹，选择一个安全、透风、安静的房间或空间，自然呼吸3—5次。

2. 将普拉那能量集中于地的区域，即从脚到膝盖的区域。具体操作是让心意集中于这一区域。吸气时将普拉那能量集中于这一区域。

3. 默念lam。

4. 同时冥想神圣的四臂梵天。

5. 自然呼气。

6. 注意力集中于这一区域2个小时。吸气时，注意力在这一区域，呼气时，注意力也在这一区域。

二、水元素专注法

1. 空腹，选择一个安全、透风、安静的房间或空间，自然呼吸3—5次。

2. 将普拉那能量集中于水的区域，即从膝盖到肛门的区域。具体操作是让心意集中于这一区域。吸气的时候将普拉那能量集中于这一区域。

3. 默念vam。

4. 同时冥想不灭的那罗延，那罗延有四臂，头戴皇冠，身穿黄水晶色服装。

5. 自然呼气。

6. 将注意力集中于这一区域2个小时。吸气的时候,注意力在这一区域,呼气的时候,注意力也在这一区域。

三、火元素专注法

1. 空腹,选择一个安全、透风、安静的房间或空间,自然呼吸3—5次。

2. 将普拉那能量集中于火的区域,即从肛门到心脏区域。具体操作是让心意集中于这一区域。吸气的时候将普拉那能量集中于这一区域。

3. 默念ram。

4. 同时冥想仁慈的楼陀罗,楼陀罗有三只眼睛,其色如升起的太阳,整个身体都涂抹了圣灰。

5. 自然呼气。

6. 将注意力集中于这一区域2个小时。吸气的时候,注意力在这一区域,呼气的时候,注意力也在这一区域。

四、风元素专注法

1. 空腹,选择一个安全、透风、安静的房间或空间,自然呼吸3—5次。

2. 将普拉那能量集中于风的区域,即从心脏到眉心区域。具体操作是让心意集中于这一区域。吸气的时候将普拉那能量集中于这一区域。

3. 默念yam。

4. 同时冥想半女之主,他穿戴各种饰品,手持各式武器,他是万物的原始之因，赐予众人恩惠。

5. 自然呼气。

6. 将注意力集中于这一区域2个小时。吸气的时候，注意力在这一区域，呼气的时候，注意力也在这一区域。

五、空元素专注法

1. 空腹，选择一个安全、透风、安静的房间或空间，自然呼吸3—5次。

2. 将普拉那能量集中于空的区域，即从眉心到头顶区域。具体操作是让心意集中于这一区域。吸气的时候将普拉那能量集中于这一区域。

3. 默念ham。

4. 同时冥想吉祥的大希瓦，他是伟大的主，其形如以太，如水晶般纯粹，头上佩戴新月，拥有十臂，五头，三眼。

5. 自然呼气。

6. 将注意力集中于这一区域一个半小时。吸气的时候，注意力在这一区域，呼气的时候，注意力也在这一区域。

补充说明：在专注实践期间，可以不冥想五大元素各自对应的神祇。专注习惯了，也可以开始习练住气，住气时，注意力依然在各元素所涉及的区域。住气时间的长短，根据个人习惯和习练感觉，可以不断延长。在冥想时，最好先通过艺术品多多了解各神祇的具体形象。在古代从事哈达瑜伽专业习练的人那里，专注两个小时不太有问题，但在当今大部分人都很忙，不太可能天天专注两个小时。所以，根据实际情况，专注15到30分钟也是可以的。

古鹿：明象，你这个完整的概括相当好。大家可以依据这个模板尝试实践。

明象：谢谢老师！

第三章　专注与身印

古鹿： 明象，听说昨天你去参加一个瑜伽活动了，还给大家表演了一些瑜伽体位，不少学员都很开心看到你的瑜伽展示？告诉我，你昨天主要展示了什么。

明象： 老师好，我昨天去参加了一次瑜伽协会的活动。活动中，大家讨论传统瑜伽和当代瑜伽的差异，重点讨论了古典哈达瑜伽和当代哈达瑜伽的差异。您教导我的，我都非常骄傲地表达了，大家听得认真，我还特别跟大家谈论了身印在哈达瑜伽中的重要性。

古鹿： 身印在哈达瑜伽中十分重要。它本质上是对能量的管理。属于自我认识中的重要部分。《雅伽瓦卡亚瑜伽》中没有讨论身印，只是很具体地讨论了瑜伽八支。《牧牛尊者指南》中谈论了身印，但没有把身印作为一支来讨论。牧牛尊者告诉我们，哈达瑜伽的目的是要唤醒我们的昆达里尼能量，而身印是一个有效的方法，他在书中论述了五种身印，分别是大身印（大契合法）、脐锁印（收腹收束法）、逆舌身印（明空身印）、喉锁印（收颔收束法，扣胸锁印）、根锁印（会阴收束法）。哈达瑜伽研究学者萨海说，牧牛尊者谈论制感时，认为逆作身印（倒箭式身印）是一种制感方式，这一理解和帕坦伽利是完全不同的。[1]

---

[1] ［古印度］格兰达著，［印度］G. S. 萨海注，王志成、灵海译：《格兰达本集》，成都：四川人民出版社，2023年，第165—166页。

在某种意义上说,《牧牛尊者指南》涉及了六种身印。

《哈达瑜伽之光》《希瓦本集》和《格兰达本集》专门讨论了身印。在《哈达瑜伽之光》中,瑜伽分四支,身印属于第三支,地位是非常高的。作者斯瓦特玛拉摩详细介绍了十种身印:大身印(大契合法)、大锁印(大收束法)、大穿透印(大击印)、逆舌身印(明空身印)、脐锁印(收腹收束法)、根锁印(会阴收束法)、喉锁印(收颔收束法,扣胸锁印)、逆作身印(倒箭式身印)、金刚力身印和萨克提提升印。

在《希瓦本集》中,作者非常重视身印,将其作为瑜伽五支中的第四支,谈到了十一种身印,其中十种身印和《哈达瑜伽之光》中的身印一致,另外突出了一种母胎身印(胎藏身印)。

在《格兰达本集》中,瑜伽分七支,并特别重视身印,不仅把身印列为独立的一支,而且提供了目前为止最完整的身印法,总共达到二十五种。它们分别是:大身印(大契合法)、虚空身印、脐锁印(收腹收束法)、喉锁印(收颔收束法,扣胸锁印)、根锁印(会阴收束法)、大锁印(大收束法)、大穿透印(大击印)、逆舌身印(明空身印)、逆作身印(倒箭式身印)、母胎身印(胎藏身印)、金刚力身印、萨克提提升印、腹贴脊身印、蛙鸣身印、希瓦身印、五身印(五大元素专注法)、提肛身印(马印)、套索身印、鸟啄身印、大象身印和蛇饮身印。

明象: 老师,您谈了这么多的身印,它们和专注有什么关系?

古鹿: 你有没有注意到,不同的哈达瑜伽士对于身印的理解有不少差异。《格兰达本集》对身印情有独钟,收集和罗列了二十五种身印。其中谈到对五大元素的专注法被他归入身印,这是其他哈达瑜伽士没有触及的。那么,五身印(五大元素专注法)和其他身印之间有什么共同之处？

萨海教授在分析《哈达瑜伽之光》第三支身印时指出，书中涉及的十种身印，根据目的可以归为四组，分别是：

（1）唤醒昆达里尼：大身印（大契合法）、大穿透印（大击印）、萨克提提升印；

（2）引导生命气普拉那进入中脉：大锁印（大收束法）、脐锁印（收腹收束法）、根锁印（会阴收束法）；

（3）保护上部能量：喉锁印（收颔收束法，扣胸锁印）、逆舌身印（明空身印）、逆作身印（倒箭式身印）；

（4）保护下部能量：金刚力身印（及其变体俱身力身印和不老力身印）。①

明象：老师，萨海教授对《哈达瑜伽之光》中身印的分类，是否也适用于《格兰达本集》？

古鹿：如果你愿意，大致可以把《格兰达本集》中其他相关身印也归入这四类，例如，套索身印、母胎身印（胎藏身印）、希瓦身印，有助于唤醒昆达里尼能量；虚空身印、蛙鸣身印、鸟啄身印、大象身印、蛇饮身印，有助于保护上部能量；腹贴脊身印、提肛身印（马印），可引导生命气普拉那进入中脉。而五大元素专注法则可以分两个类型，地、水和火三元素专注法更多的是保护下部能量；风和空元素专注法则保护上部能量。

---

① 参见［印］斯瓦特玛拉摩著，［印］G. S. 萨海、苏尼尔·夏尔马英译并注释，王志成、灵海译：《哈达瑜伽之光》（增订版），成都：四川人民出版社，2018年，第187—188页。

明象： 身印主要涉及不同类型的能量，是处理能量的艺术。一个人要健康，身印十分重要，它是对人类自身能量的管理。这种管理涉及唤醒昆达里尼能量、引导生命气普拉那进入中脉、保护上部能量和下部能量。问题是，身印和专注究竟有什么关系？

古鹿： 在格兰达看来，五大元素专注法是身印。但同时，五大元素专注法，肯定也是专注法。在《格兰达本集》中，瑜伽分七支，其中并不包括专注法。而涉及专注法的内容被纳入身印之中。明象，从已经提供的文本就可以知道，牧牛尊者、雅伽瓦卡亚尊者都明确专注法是针对五大元素的。在他们那里，专注的内容就是五大元素专注。

明象： 老师，是不是因为哈达瑜伽士，特别是格兰达摩尼把五大元素专注法纳入身印，从而把专注和身印结合在一起了？

古鹿： 你这么理解不能算不对。但我们从哈达瑜伽对能量的管理视角来理解，才更加合适。在最重要的哈达瑜伽经典《哈达瑜伽之光》中，并没有专注一章，有的是身印。在作者斯瓦特玛拉摩看来，身印是对能量的管理。这个管理，萨海教授已经归纳了四种：唤醒昆达里尼能量、引导生命气普拉那进入中脉、保护上部能量和保护下部能量。

如果基于能量管理来理解专注和身印，那么我们会发现，专注在哈达瑜伽中是一种能量管理方式，而身印同样是一种能量管理方式。在有的哈达瑜伽士那里，没有专门谈专注，而把仅有的专注纳入身印中（格兰达），有的哈达瑜伽士没有专门谈论身印，只谈论专注（雅伽瓦卡亚），也有哈达瑜伽士专门谈论身印，不谈论专注（斯瓦特玛拉摩）。所以，在能量管理这一意义上，专注和身印归为一体并没有问题，格兰达的做法是合理的。

由于受到帕坦伽利瑜伽的影响，《雅伽瓦卡亚瑜伽》更像对帕坦伽利瑜伽八支的"哈达瑜伽化",所以它没有重视身印。可是,最初的牧牛尊者在《牧牛尊者指南》中就开始重视身印,而在斯瓦特玛拉摩那里,身印成了瑜伽四支之一。格兰达同样相对忽视专注,突出了身印,并且提供了至今最完整的身印法。总体而言,哈达瑜伽是高度重视身印的,其程度可能超过了对专注的重视。理由在于,身印更有效地将体位、调息和心意的管控有机结合起来,可以对身心健康带来"肉眼可见的效果"。相比之下,专注更偏于心意的稳定,效果未必有身印好。也许正是如此,《哈达瑜伽之光》中排斥了专注一支,突出了身印一支,在《格兰达本集》中更是如此,直接把五大元素专注法"身印化"。

明象:谢谢老师,老师您反反复复地谈论专注和身印,无非是说在传统的哈达瑜伽中,身印应该比专注更受重视,因为它管理能量的方法更有效。之所以身印更受重视,是因为身印要直接处理能量,或者唤醒昆达里尼,或者引导能量到中脉,或者保护上部能量,或者保护下部能量。

古鹿:明象,你的概括十分到位,最近你的交流表现,让我刮目相看。至此,我们对专注和身印关系的探讨也将告一个段落。

第四章 从专注到冥想

明象： 老师早，昨晚回想我们对专注和身印关系的探讨，过于兴奋，差点失眠。我终于体会到，就一个问题进行深入对话所获得的认识和启发会比在一个时间段关注若干问题，效果要好太多了。专注产生力量，一点不错。

古鹿： 所有的成就都离不开专注。一般人谈专注是泛指，而身印是哈达瑜伽中很独特的内容，是用以管理人自身能量的。当你非常有规律地专注于身印，你的能量管理可以达到非常好的效果，可以在有限时间里唤醒昆达里尼能量，或者引导你的普拉那能量到中脉，也可以很容易地体验到身印对自己上部或下部能量的保护，这意味着对身心的健康带来明显的效果。

明象： 老师，我们知道专注、冥想和三摩地三者并不是对立关系，从专注到三摩地也没有不可逾越的鸿沟，专注和冥想有可能直接抵达三摩地。但帕坦伽利在讨论三摩地时，显然强调了专注到冥想再到三摩地之间的层级关系。在哈达瑜伽中，情况似乎有点复杂。我感觉到，在雅伽瓦卡亚那里，他更倾向于帕坦伽利的八支模式是层层递进的，即从专注进入冥想，再进入三摩地。但是，在《哈达瑜伽之光》中，并没有强调三支合一（专注、冥想和三摩地三支统称为专念），却一直强调对能量的管理，所以突出了调息法、身印的能量管控。

古鹿： 明象，你的观察是正确的。如果受到了《瑜伽经》的影响，相对来说，对能量、对身印的关注强度就会降低。还有，如果哈达瑜伽经典不属于婆罗门传统，那么它对能量、对身印的关注就更突出了。

我梳理下：

第一，如果不属于婆罗门传统的哈达瑜伽经典，那么它会超级重视能量的管控，忽视传统瑜伽的若干方面，甚至不讨论诸如禁制和劝制。

第二，如果属于婆罗门传统的哈达瑜伽经典，但没有受到帕坦伽利《瑜伽经》的影响，那么它会同时涉及专注和身印，强调能量的管控和心意的管控。

第三，如果属于婆罗门传统的哈达瑜伽经典，同时受到帕坦伽利《瑜伽经》的影响，那么它多半不会关注身印，却会重视专注。

明象：好特别的归纳。从有限的文本来说，老师说得好有道理，但不知道如果有了其他文本，会不会有不同的理解。

古鹿：在没有其他文本推翻这一看法之前，我们可以这么去理解，尽管我也不能保证我的看法百分之百正确。我如此理解的理由是，纯正的哈达瑜伽就是想通过能量管控达到胜王瑜伽的境界，达到三摩地。

我们已经谈到，不同瑜伽的立足点有差异。例如智慧瑜伽偏重通过分辨真与非真的智慧之道来达到生命的圆满，而胜王瑜伽偏重对心意的管控来达到生命的圆满，虔信瑜伽偏重通过对至上之主的爱来达成生命的圆满，而哈达瑜伽则偏重通过能量的管控来达到生命的圆满。身印是因为突出了对能量的管控，所以被哈达瑜伽经典所重视。但这并不就意味着专注不重要，事实上在有的哈达瑜伽士那里，专注是非常重要的。在《牧牛尊者指南》和《雅伽瓦卡亚瑜伽》中，专注是被作为独立的一支来探讨的。

明象：老师，您说到哈达瑜伽的专注似乎和普通的专注并不一样，给我的印象就是：专注于地水火风空五大元素，而非泛泛地专注于某个对象。

古鹿：是的。

明象：那么，这么狭隘的专注内涵和冥想有什么关系呢？

古鹿：牧牛尊者说："专注就是心意的稳定。通过专注修习，可以获得诸多力量，脱离一切苦厄，通往解脱之门。"格兰达尊者也说："成就了专注法，世上再无难事，开启了自由之门。"雅伽瓦卡亚尊者说："一个人通过专注将普拉那和心意消融于万物之因（原质）的大希瓦，这样的人必定将自我和神圣者合一。"从这里可以看到，一个真正达到专注的人，就已经达至生命的巅峰，通往解脱，开启自由之门，和神圣者合一。这不正是冥想的目标吗？

明象：老师，您的意思，冥想和专注在这里难以区分吗？

古鹿：确实难以区分。如果专注于五大元素的某一个足够长的时间，我们又如何去分辨专注和冥想呢？当然，不同的哈达瑜伽文本对专注和冥想的理解有差异，并不完全统一。但可以明确的是，专注于五大元素，可以达成人生的种种目标，具有冥想的功能。如果一个人仅仅从事专注（持续专注），他也是可以达至瑜伽目标的。

明象：老师，我想知道的是，五大元素的专注是否具有疗愈的效果？

古鹿：疗愈分身体的疗愈和心理的疗愈。《瑜伽微光》作者贾亚特拉玛肯定了五大元素的专注具有直接的身体疗愈效果，他说，身体的各种疾病来自体内粗糙元素的不平衡。他在书中指出，五大元素的不平衡导致各种疾病，例如地元素过量，引发嗜睡；水元素过量，引发咳嗽感冒；火元素过量，引发发烧发热；风元素过量，引发精神错乱；地元素中水元素过量，引发麻风病；水元素中火元素过量，引发体内产生烧灼感。通过专注不同元素可以带来有效的疗愈。[①]另外，我们也已经知道，五大元素专注法还可以给修习者带来心意稳定。所以，我们没有理由怀疑五大元素专注法所具有的身心疗愈的功能。

明象： 老师，哈达瑜伽经典对专注的认识是否相对简单，而对冥想的认识是否更加深入？

古鹿： 哈达瑜伽探讨专注的内容单一，确实没有所涉冥想的相关内容复杂。但专注法很实用，对于哈达瑜伽的作用是毋庸置疑的。哈达瑜伽的专注是基于对五大元素之能量的管控，和身印有相似之处，我们可以把专注理解为对自我的专注。

明象： 对五大元素的专注如何被理解为对自我的专注呢？

古鹿： 首先，是在实在的意义上说的，五大元素是原质的基本形式，对五大元素的专注本质上是让心意稳定，并消融于五大元素，特别是当心意消融于空，人就走向自由之境。其次，是在能量运行的意义上说的，在专注任何一个元素时，心意随生命气普拉那消融。这就进入消融的境界。也许，你可以这么理解，心意随生命气消融，自我就自己显现了。

明象： 老师，这个解释还是难以理解。因为，我无法直接将专注和认识自我联结起来。这个专注对象不是自我，自然不能说这个专注是专注自我。

古鹿： 确实难以理解。但明象，你可以换个角度，专注五大元素，心意随生命气消融，达到消融的境界，这就摆脱了对世俗对象的认识，

---

① ［古印度］格兰达著，［印度］G. S. 萨海注，王志成、灵海译：《格兰达本集》，成都：四川人民出版社，2023年，第188—189页。

摆脱了世俗对象之名相，在这个意义上你可以理解五大元素专注法本质上是专注自我。

明象：好吧，勉强这么理解和接受吧。老师，我想再问下，这样的专注法对于冥想又有什么意义呢？

古鹿：在帕坦伽利瑜伽中，专注是冥想的前提，没有专注，也就难以有冥想，因为冥想是专注的深入。在帕坦伽利这里，专注、冥想和三摩地合在一起为专念，它们是一个连续统一的整体，所以，专注对冥想的意义是不言而喻的。在哈达瑜伽中，有时会觉得很难区分专注和冥想。我们只知道专注是指五大元素的专注，但对五大元素的具体专注中，却明确包含了冥想或者观想，这时候，专注和冥想并没有严格的界限。我们谈到了哈达瑜伽的专注是专注自我，而在冥想中则明显把它定义为通过心意觉悟自我的本质。

鉴于此，我们可以把专注法理解为冥想的一部分，或者理解为认识自我的初级阶段，意即通过专注法，让心意随生命气普拉那消融，从而可以让自我显化，进入真正的认识自我阶段。而冥想则更进一步，直接以自我为认识对象。

明象：关于专注这部分内容，老师，我还是不太明了。但似乎有点开窍了，那就是：在哈达瑜伽中，专注对有的瑜伽士是可有可无的，对有的瑜伽士是一个环节，合乎帕坦伽利瑜伽八支之一，但专注的内容受到明确的限制，即只局限于对五大元素的专注。我们可以把专注理解为冥想或者是为冥想做预备，而专注本身可以给人带来身心疗愈，甚至达至生命的圆满。

古鹿：明象，能有此深刻的认识，老师很满意了。已经很晚了，吃饭去吧！

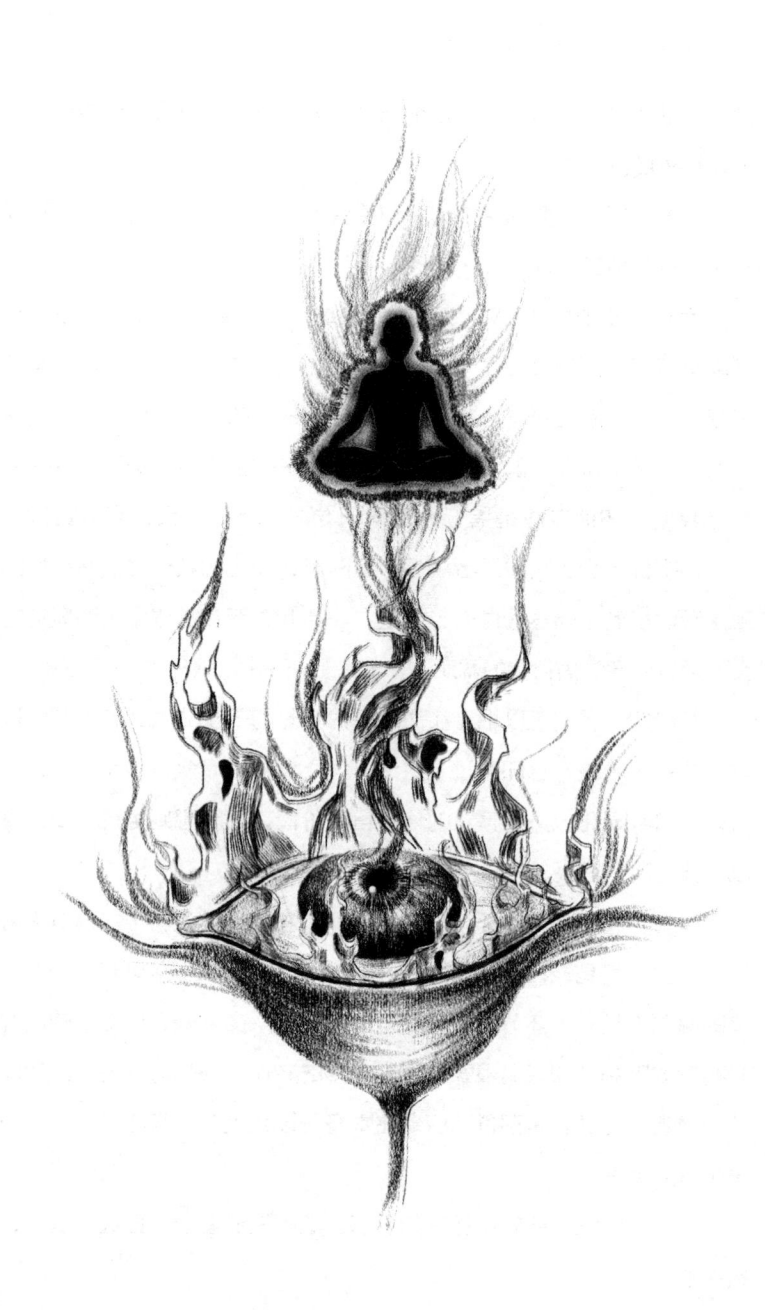

第四部
认识自我

The Power of Meditation
Towards Haṭha Yoga Meditation

第一章 · 哈达瑜伽冥想的两个类型
第二章 · 哈达瑜伽经典中的无德冥想
第三章 · 哈达瑜伽经典中的有德冥想
第四章 · 认识自我和疗愈之旅

第一章 哈达瑜伽冥想的两个类型

明象：老师，我们已经交流了好多天，似乎都不是在谈冥想本身，而是在谈"走向冥想的途中"的方方面面。

古鹿：明象，你脑子真清醒。但我们这里不只是谈冥想，就是在谈以冥想为中心的方方面面，特别是围绕哈达瑜伽来谈的。所以，和你交流这么多天，我们理顺了瑜伽中的很多问题，是不是让你对诸如制感、专注、冥想、不同瑜伽都有了更清晰的认识？

明象：是的，老师！但根据谈话目标，我们是否应该集中精力谈更多涉及冥想的内容，特别是哈达瑜伽冥想的内容？

古鹿：是的。我们的谈话用意在于探讨瑜伽中通向冥想的方方面面，重点是探讨走向哈达瑜伽冥想的方方面面。为了达成这样的目的，我们从制感谈到冥想，最终谈到三摩地。为了阐明一些相关问题，我们也谈到了调息、身印等。基于哈达瑜伽本身的独特性，我们特别重视从普拉那能量的角度来探讨冥想的魅力。

明象：老师，您说得都对！似乎什么都被您糅合成一个有机体了，把白的说成黑的，也是可以的。

古鹿：明象，大清早的，对老师的思考似乎有意见哈。如果你有意见就提出来，千万不可以闹情绪！

明象：我哪里有情绪，就是心里有些堵塞，总感觉老师谈得有点泛，不太容易抓住要领。

古鹿： 为何会这样呢？

明象： 感觉是这样！

古鹿： 我用简单的方式梳理下吧。我们谈论最终是要集中于冥想，主要是哈达瑜伽冥想。因为，到目前为止，瑜伽人大部分都是修习哈达瑜伽（体位），但对哈达瑜伽的真实知识的认识比较粗浅，我们试图梳理包括清洁法、体位法和调息法在内的哈达瑜伽的方方面面，特别是哈达瑜伽的制感、专注、身印，然后集中谈论哈达瑜伽冥想以及冥想的最终目标，即三摩地。因为大家谈瑜伽，对瑜伽的认识都是泛泛的，也不容易在真正的瑜伽系统中理解不同的瑜伽。哈达瑜伽在当代中国的发展时间短，因为各种原因，人们对真正的哈达瑜伽了解有限，尚处于初级阶段。为此，我们就集中于哈达瑜伽，以"冥想力"为中心来整合哈达瑜伽的不同方面（但基本上不谈论体位法）。明象，如果你知道了我的用意，也就不会觉得我们谈得比较散，而是有中心和重点的。哈达瑜伽背后的哲学是不二论，是有关自我的科学，所以我们认为这本书是围绕"自我"的，制感是为认识自我做预备，专注（和身印）是专注自我，冥想是认识自我，而三摩地是顶峰，即自我合一。

明象： 哇，老师真好，一下子把我们的对话核心提取了出来，让人豁然贯通，窍门大开。这让我堵塞的心舒展开了，很爽快啊！谢谢老师。

古鹿： 我们已经谈了制感、专注，现在可以讨论冥想了。前边我们已经讨论了不少关于冥想的内容。在这一章，我们重点谈谈哈达瑜伽冥想。

明象： 在我原来的意识里，冥想就是冥想，哪里还有这个瑜伽的冥想和那个瑜伽的冥想之分，但经过和您的交谈，另外也看了一些中英文的瑜伽书籍，发现冥想是个大世界，一般人并不是真正了解它。人们谈的冥想往往是一鳞半爪，十分有限。我曾看到有人就吠檀多不二论写了一部冥想的书，也有人就佛教写了一部冥想的书，还看到有人写了一部密教冥想的书。但我至今没有看到一部系统讨论哈达瑜伽冥想的书。老师，我们谈论的内容集合成册会不会是第一部相对系统地谈论哈达瑜伽冥想的书？

古鹿： 至少我没有注意到国外或国内有专门的著作讨论哈达瑜伽冥想。但这个并不重要。重要的是通过这部小书确实可以帮助我们理顺哈达瑜伽中的一些问题，特别是哈达瑜伽冥想。

明象： 老师，您已经和我谈了哈达瑜伽冥想和其他瑜伽的冥想的差异，我已经受益良多。给我留下最深刻的印象是，冥想是语言中的冥想。不同的冥想语言体系，构成了不同的冥想世界。不同语言，处于不同世界。在某种意义上，如果我们接受帕坦伽利瑜伽的语言系统，那么我们的冥想就在帕坦伽利的语言世界；如果我们接受吠檀多不二论的语言系统，那么我们的冥想就在吠檀多不二论的语言世界；类似的，如果我们接受哈达瑜伽的语言系统，那么我们的冥想就在哈达瑜伽的语言世界。开始时，我对这样的看法，根本不能接受，甚至不屑一顾，但我通过对比、观察、体验，觉得老师说得有道理，我们就是被语言编码的。所以，要真正理解和体验哈达瑜伽冥想，就需要躬身入局，亲自体悟。

古鹿： 明象，你概括得很到位。需要补充的是，不同瑜伽以及不同的哲学系统，实际上并不是绝对分离的，而是可能相互渗透的。也就是说，不同的语言系统可能存在着交叉性，不同的冥想也会有一些共同的地方。现在，我们回到哈达瑜伽冥想上来。

明象： 关于哈达瑜伽冥想，在哈达瑜伽经典中描述得很多吗？

古鹿： 其实是很多的！我们在谈论哈达瑜伽时，由于种种原因，往往只知道非常有限的部分，而且多停留在清洁法、体位上，事实上冥想在哈达瑜伽中占有重要的地位。根据《牧牛尊者指南》《格兰达本集》和《雅伽瓦卡亚瑜伽》，哈达瑜伽冥想主要有两大类：有德冥想和无德冥想。

明象： 老师能不能定义下哈达瑜伽冥想？

古鹿： 牧牛尊者是这样说的：

冥想就是心意中思想确实保护纯粹。①

换言之，冥想就是让心意中的思想保持纯粹，也就是不混乱、不起伏波动。在另一版本中说：

所有的思想都居于瑜伽士的心中，但当心意安住在原则（即阿特曼、真我）上时，那就是冥想。②

他还说：

冥想分两种，有德的和无德的。有德冥想就是冥想对象可以区分诸如色彩的特征，而无德冥想就是冥想对象是绝对的（即没有任何

---

① Jan K. Brzezinski, *Yoga-Taraṅgiṇī: A Rare Commentary on Gorakṣa-śataka,* Delhi: Himalayan Yoga Publications Trust, 2015, p.281.
② Swami Kuvalayananda & Dr. S. A. Shukla, *Gorakṣaśataka* (with Introduction, Text, English Translation, Notes etc.), Lonavla: Kaivalyadhama S. M. Y. M. Samiti, 2006, p.45.

属性）。①

雅伽瓦卡亚则如此定义：

> 冥想就是通过心意认识（觉悟）自我。冥想可以是无德的，也可以是有德的。有德冥想则可以区分为若干类型。②

格兰达没有在《格兰达本集》中提供定义，但他直接描述了三类冥想。他说：

> 冥想法有三种：粗糙冥想、光明冥想和精微冥想。以有形之物为对象的冥想，是粗糙冥想；以光为对象的冥想，是光明冥想；以宾度（明点）形式显化的梵天即至上之神为对象的冥想，是精微冥想。③

明象： 老师，请再讲讲什么是有德冥想，什么是无德冥想。

古鹿： 牧牛尊者说，根据色彩（varṇa），区分不同的冥想对象。这里的色彩是和三德（the three guṇas）结合在一起的。据说，黑色或蓝色代表答磨（tamas）能量，红色代表罗阇（rajas）能量，白色或黄

---

① Swami Kuvalayananda & Dr. S. A. Shukla, *Gorakṣaśataka* (with Introduction, Text, English Translation, Notes etc.), Lonavla: Kaivalyadhama S. M. Y. M. Samiti, 2006, p.45.
② A. G. Mohan trans. with Ganesh Mohan, *Yoga Yajñavalkya,* Singapore : Svastha Yoga Pte Ltd., 2013, p.93.
③ ［古印度］格兰达著，［印度］G. S. 萨海注，王志成、灵海译：《格兰达本集》，成都：四川人民出版社，2023年，第273页。

色代表萨埵（sattva）能量。万物皆由三德混合而成，也就是不同色彩混合而成。有德冥想的冥想对象是由三德混合而成的对象，因色彩的构成不同，冥想对象有别。无德冥想的冥想对象不是一个具体的有色彩的对象，所以是无德的。这里的"德"（guṇa）不是道德之意，而是"属性"之意。

明象： 原来是这样啊！也就是说，哈达瑜伽冥想中有两类冥想：对具象的有色彩的对象的冥想和对无具象的无色彩的对象的冥想。

古鹿： 是的。

明象： 老师，有一个问题。您谈到专注在哈达瑜伽中只是专注于五大元素，而冥想不管是有德冥想还是无德冥想，都不是冥想五大元素。如果是这样，那么专注和冥想的对象是不同的。既然不同，我们如何把专注和冥想结合在一起？

牧牛尊者说：

> 专注是控制呼吸两个小时；冥想是控制呼吸二十四小时；三摩地是控制呼吸两天。[1]

如果从控制生命能量来区分专注、冥想和三摩地，那么哈达瑜伽里说专注只专注五大元素，冥想则冥想有德对象或无德对象，这样会不会有矛盾？

古鹿： 没有矛盾，这似乎在说两件事。从控制生命能量的时间长

---

[1] Jan K. Brzezinski, *Yoga-Taraṅgiṇī: A Rare Commentary on Gorakṣa-śataka*, Delhi: Himalayan Yoga Publications Trust, 2015, p.297.

度来衡量专注、冥想和三摩地的差异，这是一件事情。这体现了从专注到冥想和三摩地的内在程度之别。而牧牛尊者说到专注和冥想的对象的差异，是实践方式的差异。你可能会追问：专注于五大元素，时间足够长，算不算冥想？其实，牧牛尊者已经说到了，在专注五大元素中就同时暗含了冥想。这里的差异也很难分辨。但我们尊重哈达瑜伽士对冥想对象的界定。

明象： 冥想对象会很多吗？

古鹿： 从我得到的哈达瑜伽的资料看，冥想对象也不算很多，例如《牧牛尊者指南》谈到了有德冥想和无德冥想，主要倡导的是脉轮冥想（有德冥想）；《格兰达本集》主要提供了三类冥想，即粗糙冥想、光明冥想和精微冥想，其中粗糙冥想和光明冥想属于有德冥想，精微冥想属于无德冥想；《希瓦本集》提供了不少冥想法门，而脉轮冥想是其基本内容；《哈达瑜伽之光》没有专门开辟一章谈冥想，没有谈所谓的有德冥想和无德冥想，但它突出冥想眉心，强调谛听秘音，谛听秘音就是一种独特的冥想方法；《雅伽瓦卡亚瑜伽》提供了两种形式的无德冥想、六种形式的有德冥想，可以说具备了非常规范的哈达瑜伽冥想系统。

第二章　哈达瑜伽经典中的无德冥想

明象： 老师好，昨天听了您关于哈达瑜伽冥想的分类，给我留下深刻印象。但昨天还有一个问题没有问，今天希望您帮我解答。

古鹿： 请说吧！

明象： 我还是想进一步了解，哈达瑜伽冥想和能量的关系。您不是说，哈达瑜伽的特色是强调能量的重要，通过能量达至生命的圆满？

古鹿： 没有错，哈达瑜伽冥想是强调能量，通过唤醒能量，达成瑜伽目标。雅伽瓦卡亚说：

> 知道了经络的每个穴位（能量点）以及它们的位置，也知道普拉那（在体内）的位置以及功能，就开始认识自我（阿特曼）。[1]

这可以被视为哈达瑜伽中冥想的前设。下面，我们具体介绍哈达瑜伽中的不同冥想。

明象： 太好了，终于可以好好了解下哈达瑜伽冥想了。

古鹿： 雅伽瓦卡亚说：

---

[1] A. G. Mohan trans. with Ganesh Mohan, *Yoga Yajñavalkya,* Singapore: Svastha Yoga Pte Ltd., 2013, pp.93–94.

我是梵，光辉灿烂，纯粹，遍在，如空，不展示，稳定，永恒，没有开始，没有中间，没有结束，没有粗糙，没有精微，无形，超越触觉和视觉，超越味觉和嗅觉，超越（通过感官的）知觉，无与伦比，极乐，不灭，恒久，一切展示和非展示的原因，万物的根据，遍布整个世界，无有起始，没有可见和不可见的变化，在外也在内，以一切形式存在，全在。那些已经觉悟梵的人知道，这样的觉悟就是无德冥想。①

　　这是《雅伽瓦卡亚瑜伽》中提供的第一种无德冥想的指导。它还提供了另一种形式的无德冥想：

　　因古鲁的启迪，已经理解神圣者，这位神圣者是喜乐的人格化，以红色和褐色的形式出现，在梵的这一居所（即在这具身体）中，智者通过持续的实践，清晰地体验到摆脱束缚的梵，处于心莲的中心。②

明象：老师，这样的描述，似乎只是一种哲学描述，如何冥想呢？

古鹿：你心中想着上述对梵的描述，不断地想，你自然就处于冥想状态了。在《至上瑜伽：瓦希斯塔瑜伽》中，我们可以看到很多这样的描述，我摘录二段，你认真地阅读、反思和冥想这些经典的描述，你自

---

① A. G. Mohan trans. with Ganesh Mohan, *Yoga Yajñavalkya,* Singapore: Svastha Yoga Pte Ltd., 2013, p.94.
② A. G. Mohan trans. with Ganesh Mohan, *Yoga Yajñavalkya,* Singapore: Svastha Yoga Pte Ltd., 2013, p.95.

然就能进入无德冥想中:

> 我是永恒的梵,没有快乐和痛苦等错误的观念,我是纯粹的。我是意识,在其中有着真的、纯粹的经验。我是那纯粹的意识,在其中纯粹的智性没有思想干扰地发挥着各个功用。我是梵,是所有元素(地、水、火等)中发挥功能的智性能量。我是纯粹的意识,我显现为不同果实中的不同味道,等等。
>
> 我是不变的梵,一旦超越这两者——得到想要的就高兴、得不到想要的就沮丧时,就会明白梵。太阳照耀时,在阳光下就看见世上的对象,我是这纯粹意识,这意识就在这光的自我以及被照亮的对象中间。我是纯粹意识,我是梵,完整的存在在醒态、梦态和深眠态中,也因此我是第四态,或者是超越的真理。[①]

明象:哈哈,阅读和理解一堆哲学语言,就是无德冥想了吗?

古鹿:还要冥想它们。你不断地阅读类似的哲学描述,并反思它们,进而冥想它们。这些内容和一般内容不同,确实很独特,你不断阅读,不断思考,不断体悟,不断冥想它们,你的心意就会进入一种独特的合一境界,会超越你的小我,消融你的心意,让你消融于纯粹意识的能量之中。

明象:我看到诸如《智慧瑜伽之光:商羯罗的〈分辨宝鬘〉》《觉知真我的旅程:〈八曲仙人之歌〉精解》中有很多描述也是类似的,如

[①] [印]蚁垤原著,[印]斯瓦米·维卡特萨南达英译,王志成、灵海汉译:《至上瑜伽:瓦希斯塔瑜伽》(下卷),杭州:浙江大学出版社,2016年,第456页。

果利用那些材料来进行冥想，也可以被视为无德冥想吗？

古鹿： 当然可以。事实上，在吠檀多哲学中，冥想某些圣句就可以被视为无德冥想。这样的大圣句如：

Prajñānam Brahma：意识是梵。

Ahaṁ Brahmāsmi：我是梵。

Ayam Ātmā Brahma：此阿特曼是梵。

Tat Tvam Asi：你是那。

修习者选择上面任何一句圣句，都可以作为冥想对象，因为每个圣句都阐发了奥义书教导的本质。

1. Prajñānam Brahma：意识是梵。这句圣句出现在《爱多列雅奥义书》（3.1.3）中，它指出了终极者的真实本性，即梵是所有形式的可见意识中的超意识。①你可以这样冥想：

> 他是（限定的）梵，他是因陀罗，他是众生之主；他是所有的众神；他是五大元素——地、水、火、风、空；他是所有的小生物和（与它们）混合在一起的其他生物；他是（活动与非活动）的根源——卵生、湿生、胎生和化生；他是马、牛、人和大象——不管是在世上呼吸，还是用腿走动，或者是在空中飞翔，或者是静止不动，所有一切皆受意识（Prajñānam）指引，由意识所支配。（宇宙的）基础是意识，意识即是梵。②

---

① ［印度］斯瓦米·阿迪斯瓦阿南达著，王志成、梁燕敏、周晓薇译：《冥想的力量》，杭州：浙江大学出版社，2015年，第188页。
② ［印度］斯瓦米·阿迪斯瓦阿南达著，王志成、梁燕敏、周晓薇译：《冥想的力量》，杭州：浙江大学出版社，2015年，第188—189页。

2. Ahaṁ Brahmāsmi：我是梵。这一圣句出现在《大林间奥义书》（1.4.10）中，表达了对个体自我和梵为一体的直接认识。这里"我是梵"是指内在深处的自我和梵，也就是宇宙无上自我的一体。这里的我也就是我们的真我，是阿特曼。这个阿特曼和梵即至上自我没有差别，只有名字的差别。通过冥想我是梵，可以让我们发现自己的本质和宇宙的本质的一体性，从而达至最高的境界。在实践这一圣句的时候，我们也可以通过实践嗖翰（so'ham）调息冥想来完成。它的意思是"我是它"。这是对终极之问"我是谁（ko'ham）"的真正解答。这里So的字面意义是"那"，这个"那"可以理解为是"至上的普拉那"，或者"纯粹的梵"，或者宇宙终极的"道"；ham的字面意义是"我"。So'ham的意思是"我就是那""我就是普拉那""我就是道""我就是梵"。这一调息冥想法，无须特别的条件和要求，任何人都可以习练，也不限制次数。

具体修法：

第一，室内或室外均可，站式或坐式，自然呼吸3到5次。

第二，自然吸气，眼睛内视，默念"嗖"（so），随着吸气"嗖"（so），如一条白色的普拉那能量带，从鼻腔直抵胸腔，感受与整个至上普拉那能量对接和融合。

第三，自然呼气，无须住气。眼睛内视，默念"翰"（ham），随着呼气能量扩展，"翰"（ham）如一条红色的普拉那能量带，从胸腔直抵鼻腔，感受与整个至上普拉那能量融合。

嗖翰调息冥想有助于消除过多的下行气，促进生命的觉悟，促进感知梵我一如、天人合一之境，促进生命的觉醒和圆满。

3. Ayam Ātmā Brahma：此阿特曼是梵。这个圣句出现在《唵声奥义书》（2）中，它指明了遍布一切的梵如同所有生命的内在本性一样，是直接的体验。遍布一切的自我和内在的自我是一体的。该奥义书说：

> 所有这一切确实就是梵。这个阿特曼（或身体中的自我即吉瓦阿特曼）同样是梵。这个自我或意识有四分或四种状态。①

4.Tat Tvam Asi：你是那。这一圣句出现在《唱赞奥义书》（6.8.7）中，它代表了个体自我和宇宙自我最终是一体的。自我是独立的存在，名和色都只是叠置在自我之上的。人们一旦明白自己的自我，就不会有不幸和悲伤，一旦忘记了真正本性，就会成为身体和心意的奴隶。商羯罗大师教导我们：

> 愚蠢之人觉得他是这具身体；书呆子认为他是身体与灵魂的结合；因分辨而觉悟的圣人，明白那永恒的阿特曼就是他的自我，认为"我即梵"。②

"你是那"这一圣句明确指出了无上自我（梵）与个体自我本质上为一体。只有认识到这一事实，才可以说真正的解脱，才可以说终结生死轮回。这一圣句也暗示了，冥想者对身体、感觉、心意、自我和由它们而来的享乐有任何的执着，就不可能有这样的体验，只有认识到

---

① ［美］罗摩南达·普拉萨德英译并注释，王志成、灵海汉译：《奥义书》，北京：商务印书馆，2023年，第131页。
② ［印］商羯罗著，王志成、曹政译注，陈涛校：《智慧瑜伽之光：商羯罗的〈分辨宝鬘〉》，北京：商务印书馆，2022年，第72页。

"你"和"那",即个体自我和至上自我为一体,才是终极的解脱。

无德冥想事实上并不容易,依然需要一些中介,冥想圣句就是非常有效的无德冥想的方式。在这方面,商羯罗提供了非常具体的指导:

> 梵超越种姓、信仰、家族和血统;梵没有名相和优劣;梵超越空间、时间和感官对象。你就是梵。在你心中冥想这真理吧。
>
> 超越所有语言的至上之梵,只可被纯澈的光明之眼所认识;它是纯粹的,是知识的化身,是无始的存在。你就是梵。在你心中冥想这真理吧。
>
> 它不被六重波动触;它可被瑜伽士用心冥想,却不被感官捕捉;菩提亦不得而知之;并且,它不容置疑。你就是梵。在你心中冥想这真理吧。
>
> 它是宇宙及其林林总总之属类的基质,而这一切全都是虚妄的创造物;它自身无他物支撑;它不同于粗身和精身;它没有任何部分,亦不奉行任何典范。你就是梵。在你心中冥想这真理吧。
>
> 它没有出生、生长、发展、消耗、疾病和死亡;它不毁灭;它是宇宙之投射、维系和消解的原因。你就是梵。在你心中冥想这真理吧。
>
> 它没有差别;它的本质绝不是非存在;它平静如海之无波;它永远自由;它拥有不可分割的形式。你就是梵。在你心中冥想这真理吧。
>
> 它是唯一的一,但它却是多的原因;它否定其他所有的原因,它自身也没有原因;它不同于摩耶及其结果即宇宙;它是独立的。你就是梵。在你心中冥想这真理吧。
>
> 它不具有二元性;它是无限的,不可毁灭;它不同于宇宙和摩

耶，它是至上的，永恒的；它是永恒的喜乐；它不被染着。你就是梵。在你心中冥想这真理吧。

那实在（尽管是一）因为虚妄而呈现万千形态，各有各的名相、属性和变化。然而，其自身却永远不变，就像金子，不管做成什么，总还是金子。你就是梵。在你心中冥想这真理吧。

没有什么可以超越它；它在摩耶之上照耀，而摩耶又在其结果即宇宙之上；它是所有一切最内在的自我，它没有差别；它是真的自我，是绝对的存在—知识—喜乐；它是无限的，不变的。你就是梵。在你心中冥想这真理吧。①

明象：老师，您一下子给我讲解了这么多有关无德冥想的内容，这些内容基本上就是吠檀多中的冥想啊！

古鹿：是的，明象。现在再给你介绍《格兰达本集》中介绍的精微冥想，这一冥想也属于无德冥想。

格兰达尊者说：

现在讲解精微冥想。一旦蒙恩，即可唤醒昆达里尼。实践瑜伽，与灵魂联结。昆达里尼越过眼窝，沿着梵穴之径向上移动。因其变化非常频繁，你看不见它。名为希瓦身印的瑜伽，由冥想成就。希瓦身印高度机密，难以臻达。②

---

① ［印］商羯罗著，王志成、曹政译注，陈涛校：《智慧瑜伽之光：商羯罗的〈分辨宝鬘〉》，北京：商务印书馆，2022年，第111—115页。
② ［古印度］格兰达著，［印度］G. S. 萨海注，王志成、灵海译：《格兰达本集》，成都：四川人民出版社，2023年，第284页。

萨海教授把精微冥想的要点概括为：

1. 有幸蒙恩，唤醒昆达里尼。
2. 昆达里尼与灵魂合一。
3. 昆达里尼上升，越过眼窝，朝胜王之道前进——从舌头到梵穴称为胜王之道。
4. 成就希瓦身印。①

格兰达这样讲解精微冥想，显然还是不够清晰的，需要得到具体的指导才可以修习。而其中也许最基础的修习便是希瓦身印。在《格兰达本集》第三章和第七章，格兰达谈到希瓦身印的修法。格兰达尊者说：

凝视（内在）眉心，凝视自我。这就是希瓦身印。所有瑜伽文本都以机密视之。②

但这一表述不及《哈达瑜伽之光》中清晰，似乎也有差异。下面是希瓦身印的具体实践：

凝视点在内，但好像一眨不眨地睁开眼睛凝视外面。这就是保存在吠陀经和经论中的希瓦身印。瑜伽练习者要一直专注体内的一点，

---

① ［古印度］格兰达著，［印度］G. S. 萨海注，王志成、灵海译：《格兰达本集》，成都：四川人民出版社，2023年，第285页。
② ［古印度］格兰达著，［印度］G. S. 萨海注，王志成、灵海译：《格兰达本集》，成都：四川人民出版社，2023年，第181页。

心意和气息也已经消融，双眼睁着，眼球不动，好像在向外和向下看，但却视而不见。毫无疑问，这就是由于古鲁的恩典而获得的希瓦身印。终极真理的本质在那里闪耀，它是不同的虚空也并非虚空。这就是希瓦身印。①

明象：老师，《格兰达本集》和《哈达瑜伽之光》对希瓦身印的描述似乎有一点不同。在《格兰达本集》第三章身印法中对希瓦身印的描述简洁、清晰，明确凝视眉心，而《哈达瑜伽之光》中没有明确这样说。我们跟随《格兰达本集》还是《哈达瑜伽之光》？

古鹿：从实践的角度看，两者是相似的。当你根据《哈达瑜伽之光》的方式习练时，你自然会感觉到你凝视眉心。所以，不建议纠结这个问题。

明象：老师，您今天谈的无德冥想内容太丰富了，我需要回去好好消化下。在结束今天的交流之前，我想问下，无德冥想和哈达瑜伽的能量有什么具体关系吗？

古鹿：在诸如精微冥想中，是要唤醒昆达里尼能量，成就希瓦身印。在嗖翰调息冥想中，是在处理个体的普拉那能量和整体的普拉那能量，从而达到个体自我和至上自我的一体。而圣句冥想则通过全身心卷入，消融于至高的能量梵之中。可以这么说，无德冥想中各种方法都涉及精微的、高级的能量，能量随心意消融，达至至高的自我。

---

① ［印］斯瓦特玛拉摩著，［印］G. S. 萨海、苏尼尔·夏尔马英译并注释，王志成、灵海译：《哈达瑜伽之光（增订版）》，成都：四川人民出版社，2018年，第279—280页。

值得注意的是，哈达瑜伽中接受了吠檀多不二论哲学，其冥想有的和吠檀多一致，同时，哈达瑜伽在冥想中也突出了透过能量的修持。

明象：谢谢老师，总算明白了老师一直强调的哈达瑜伽冥想的特点，即突出能量修持的进路，唤醒昆达里尼，也接受吠檀多不二论的修法，让心意消融，觉悟自己的本性，最终达至个体自我（阿特曼）和至上自我（梵）的合一。

第三章　哈达瑜伽经典中的有德冥想

明象：老师，我昨晚复盘了我们昨天的谈话，不得不说，我学到了很多知识，明白了无德冥想的独特魅力，如果要我实践那些方法，也许我会选两种方法。一是，借助经典对终极之梵的描述，不断冥想那些文本，以此来净化和消融我的心意，让自己安住在纯粹自我（梵）之中。我觉得这就是觉悟状态，一旦进入这一状态，是超越冥想的。在您翻译和注释的《觉知真我的旅程》一书中可以看到，八曲这位仙人非常觉悟，他并不需要人们所说的冥想，可以说他已经达到冥想的顶峰，处于开悟状态。我相信，不断阅读、理解、反思和冥想这样的文本，对我来说就是一种无德冥想。二是，践行嗖翰调息冥想。我觉得这个调息冥想，既体现了吠檀多的修习法，也体现了哈达瑜伽的修法，是一种经典的无德冥想法。您谈了很多的圣句冥想，我觉得实践起来并不容易，但如果当作曼陀罗来冥想也许是挺好的，但我似乎还不习惯这样的修持。

老师，今天我们接着谈论冥想。已经谈了无德冥想，我们可以谈谈有德冥想了。

古鹿：明象，你进步太快了，老师很开心。我们就接着谈论有德冥想。在哈达瑜伽经典中，《牧牛尊者指南》和《希瓦本集》这两部经典突出了脉轮冥想。脉轮冥想比较完整地体现了哈达瑜伽冥想的特色——基于能量的冥想。

明象：老师，我想问，在吠檀多哲学中谈脉轮和昆达里尼思想吗？

古鹿： 通常认为，在吠陀经以及早期奥义书中并没有成熟的脉轮和昆达里尼思想，这一思想到了中世纪的印度教（婆罗门教）和佛教经典时代才得到发展。对脉轮思想提供系统论述的是10世纪之后的瑜伽经典，例如10世纪出现的《牧牛尊者指南》。《诃萨奥义书》也很具体地谈到脉轮思想，而《希瓦本集》则更系统地论述了脉轮思想。事实上，脉轮和昆达里尼思想更多地和密教有关，早期哈达瑜伽和密教关系密切。所以，哈达瑜伽自然和脉轮以及昆达里尼关系密切。正因为如此，我们可以在如今可见的最早的哈达瑜伽经典《牧牛尊者指南》中看到瑜伽士牧牛尊者对脉轮和昆达里尼的重视。最重要的哈达瑜伽经典《哈达瑜伽之光》也大量谈论昆达里尼，并提供种种方法来唤醒昆达里尼。

所以，传统的吠檀多典籍并不讨论脉轮以及昆达里尼，在修习中也不涉及它们。

明象： 但我在阅读斯瓦米·辨喜以及有关他的导师室利·罗摩克里希那的作品时，就发现他们都谈到了脉轮和昆达里尼，而他们都可以被视为吠檀多思想家，这是为什么呢？

古鹿： 室利·罗摩克里希那是一个伟大的思想家，他不仅仅是一个吠檀多思想家，也是一个密教大师，他在诸多领域都有独特的贡献，是印度近代历史上的宗教改革家。斯瓦米·辨喜是他弟子，受到西方思想的影响，是新吠檀多哲学家的代表，他把胜王瑜伽引入吠檀多。在传统的吠檀多哲学中有智慧瑜伽、虔信瑜伽和行动瑜伽，没有胜王瑜伽，但斯瓦米·辨喜把胜王瑜伽引入吠檀多，这是他的一大贡献。胜王瑜伽接纳了脉轮和昆达里尼思想，所以，我们在接触室利·罗摩克里希那和辨喜的思想时，自然就接触到了脉轮和昆达里尼思想。而在当代吠檀多大师拉马那那里，他基本上不谈论脉轮和昆达里尼，有人问是否有多个脉轮，他说如果要谈论脉轮，他只接受一个脉轮。换言之，在拉马那的不二论思想中，并没有突出脉轮和昆达里尼思想。

明象：那就是说，在谈论冥想时，脉轮冥想这种有德冥想是哈达瑜伽的特色？

古鹿：可以这么说。当然，并非所有的哈达瑜伽导师都强调脉轮冥想。斯瓦特玛拉摩就没有具体讨论脉轮冥想。但可以非常肯定的是，所有哈达瑜伽经典都重视唤醒昆达里尼能量。明象，现在让我们转向脉轮冥想的实践吧。

明象：老师，记得您在《阿育吠陀瑜伽》第六章中专门论述脉轮瑜伽，对人体的七个脉轮做了详细介绍，并就七个脉轮的瑜伽实践提供了详细论述，其中也包含了脉轮冥想。您可以再讲讲该书中的冥想方法吗？

古鹿：谢谢提醒。我要告诉你的是，《阿育吠陀瑜伽》中的脉轮瑜伽内容是在脉轮理论相当成熟后提出来的。我在撰写"脉轮瑜伽"时，吸收了古代以及当代有关脉轮的理论思想，我注意到古代哈达瑜伽中对脉轮的探讨相对简单一些。我们主要基于最古老的哈达瑜伽经典《牧牛尊者指南》来介绍脉轮冥想吧，你也可由此学到真正原汁原味的古代哈达瑜伽脉轮冥想。

明象：这是我渴望知道的。

古鹿：牧牛尊者说：

冥想第一个脉轮，即金色的海底轮，它有四瓣，和昆达里尼结合在一起，如此冥想者摆脱污点。①

这里，牧牛尊者指导的是对海底轮（根轮）的冥想。在这一冥想中，出现的意象是：

第一个脉轮。
金色。
有四瓣（莲花）。
和沉睡的昆达里尼一起。

格兰达尊者所谈论的光明冥想（有德冥想的一种），有两种，一是对海底轮的冥想，一是对眉间轮的冥想。关于前者，他说：

在海底轮，盘踞着蛇形的昆达里尼。像火焰一样的个体灵魂寓居在那里，它是光明的梵，冥想它。这是最好的冥想。②

在这里，格兰达尊者对海底轮的冥想核心点是：

在海底轮（会阴）。
有蛇形的昆达里尼。

---

① Jan K. Brzezinski, Yoga-Taraṅgiṇī: *A Rare Commentary on Gorakṣa-śataka,* Delhi: Himalayan Yoga Publications Trust, 2015, p.284.
② ［古印度］格兰达著，［印度］G. S. 萨海注，王志成、灵海译：《格兰达本集》，成都：四川人民出版社，2023年，第282页。

个体灵魂在海底轮。

该个体灵魂就是光明之梵。

这是最好的冥想，要冥想它。

可以看到，牧牛尊者和格兰达尊者对海底轮的冥想位置是一样的，但具体理解上有差异。作为冥想者，选择其中一个实践就可以，当然，把它们的描述整合在一起也是可以的。

明象：老师，我曾经关注过脉轮冥想，阅读过多部国外作品，发现它们对脉轮，如海底轮的冥想都是不一样或者说有差异的，这个问题您如何看？

古鹿：这里我不得不从哲学的视角跟你解释。脉轮思想是一种有一定生理学、神经学、神话学、哲学的基础的"假说系统"，也可以说是一个范式。你对这个系统如果有基本的认同，那么你在接受、理解、解释和运用中具有很大的弹性空间，不同人具有不同的文化、实践和经验的背景，他们认真地去叙述或解释事物的时候，很自然会有差异。如果没有差异，完全一致，那是在复制他人的内容。所以，你可以看到，牧牛尊者和格兰达尊者的描述有差异，而在《希瓦本集》中对脉轮的描述又是有差异的。到了当代，有一些脉轮瑜伽的修习者，他们对脉轮的理解更加"具体和细化"了，但显然都加入了自己的理解和解读，例如非常有名的脉轮瑜伽导师朱迪斯（Anodea Judith）在《生命之轮：脉轮系统使用者指南》（中译版《脉轮全书》）提供了更加系统的解释，并且发展了传统的脉轮系统。所以，不要担心理解上的差异。

明象：谢谢老师，我明白了。对于一个具体脉轮的冥想事实上无法统一，允许多元性，保持差异性，也是非常自然的。

古鹿： 生殖轮冥想如下：

牧牛尊者说：

生殖轮具有六瓣（莲花），宛如完美红宝石。凝视鼻尖，冥想生殖轮这一中心的自我，瑜伽士变得喜乐。[①]

生殖轮冥想的要点是：

在生殖轮（骶骨）。
有六瓣（莲花）。
红色。
形如完美红宝石。
凝视鼻尖。
冥想生殖轮之自我。

这个自我如何冥想？可以把它设想为有形的本尊（择神），如萨拉斯瓦蒂；也可以把它设想为无形的光。如此冥想，效果是让人变得快乐。

明象： 这个解释虽然简单，却很清晰，实践起来也不难。

古鹿： 脐轮的冥想如下：

牧牛尊者说：

[①] Jan K. Brzezinski, *Yoga-Taraṅgiṇī: A Rare Commentary on Gorakṣa-śataka,* Delhi: Himalayan Yoga Publications Trust, 2015, p.284.

凝视鼻尖，冥想脐轮中的自我，它如旭日般照耀，这样的瑜伽士震撼世界。①

脐轮冥想的要点：

在脐轮（太阳神经丛）。
有十瓣莲花。②
凝视鼻尖。
冥想脐轮中的自我。
该自我如旭日，光辉照耀。

这一冥想的效果是"这样的瑜伽士震撼世界"。

明象：什么是"震撼世界"？能解释下吗？

古鹿：我在经典中没有看到具体解释，在人家的注释中也没有看到有特别的解释。我自己的猜测是，冥想这个光辉照耀的自我会产生强烈的反应。脐轮对应的是"火"，冥想这个脉轮，一定会有特别强烈的反应。牧牛尊者或许以一种"夸张"的方式来表达冥想此脉轮的体验。但真正的理由，我也不清楚。

明象：那么，心轮的冥想呢？

古鹿：心轮冥想如下：

---

① Jan K. Brzezinski, *Yoga-Taraṅgiṇī: A Rare Commentary on Gorakṣa-śataka,* Delhi: Himalayan Yoga Publications Trust, 2015, p.285.
② Jan K. Brzezinski, *Yoga-Taraṅgiṇī: A Rare Commentary on Gorakṣa-śataka,* Delhi: Himalayan Yoga Publications Trust, 2015, p.168.

牧牛尊者说：

凝视鼻尖，冥想希瓦，他居于心中，如夏日太阳一样光辉灿烂，这样的瑜伽士达至与梵合一。①

心轮冥想的要点：

在心轮（在心）。
有十二瓣莲花。②
凝视鼻尖。
冥想心轮中的希瓦（自我）。
希瓦如夏日光辉灿烂。

心轮冥想的效果是达至梵我一如。

明象：老师，请讲解喉轮冥想。

古鹿：喉轮冥想如下：

牧牛尊者说：

凝视鼻尖，持续冥想喉轮（小舌中间）中的自我，他如灯一样闪

---

① Jan K. Brzezinski, *Yoga-Taraṅgiṇī: A Rare Commentary on Gorakṣa-śataka,* Delhi: Himalayan Yoga Publications Trust, 2015, p.285.

② Jan K. Brzezinski, *Yoga-Taraṅgiṇī: A Rare Commentary on Gorakṣa-śataka,* Delhi: Himalayan Yoga Publications Trust, 2015, p.168.

耀，这样的瑜伽士摆脱了死亡。①

喉轮冥想要点如下：

位于喉轮，即小舌中间。
有十六瓣莲花。②
凝视鼻尖。
冥想喉轮中的自我。
该自我如灯一样闪耀。

喉轮冥想的效果是摆脱死亡，也就是变得不朽。

明象：真清晰，简洁。我看到有的书上谈论脉轮十分复杂，描述得像神话，不容易理解。但老师，您这里描述的都十分简明，容易理解，也容易上手实践。

古鹿：事实上，牧牛尊者本人告诉我们的就简明清晰，不是我能解释得如何好，而是原本就这么简明清晰，容易操作。下面谈谈眉间轮冥想。

牧牛尊者说：

凝视鼻尖，冥想两眉之间的自我为神圣之存在，这个自我宛如完

---

① Jan K. Brzezinski, *Yoga-Taraṅgiṇī: A Rare Commentary on Gorakṣa-śataka,* Delhi: Himalayan Yoga Publications Trust, 2015, p.286.
② Jan K. Brzezinski, *Yoga-Taraṅgiṇī: A Rare Commentary on Gorakṣa-śataka,* Delhi: Himalayan Yoga Publications Trust, 2015, p.170.

美红宝石的火焰，这样的瑜伽士充满了极乐。①

眉间轮冥想要点如下：

位于眉间轮，在两眉之间。
有二瓣莲花。
凝视鼻尖。
冥想眉间轮的自我。
该自我就是神圣的存在，也可以理解为某个本尊或择神。
该自我如红宝石中显现出来的火焰。

修习眉间轮冥想可以带来极乐的效果。这里说的极乐意味着来自二元性知觉引起的一切痛苦都消融。②

牧牛尊者进一步说，一个人征服了普拉那（生命气），并且冥想两眉之间自我为蓝色的至上之主希瓦，这个希瓦就是自我，就是至上自我，这样的瑜伽士臻达瑜伽圣境，即个体自我和至上自我合一。③

格兰达尊者在《格兰达本集》中谈到第二种光明冥想，事实上接近眉间轮冥想和心轮冥想，但和牧牛尊者所谈的有很大差异。格兰达在这

---

① Jan K. Brzezinski, *Yoga-Taraṅgiṇī: A Rare Commentary on Gorakṣa-śataka,* Delhi: Himalayan Yoga Publications Trust, 2015, p.287.

② Jan K. Brzezinski, *Yoga-Taraṅgiṇī: A Rare Commentary on Gorakṣa-śataka,* Delhi: Himalayan Yoga Publications Trust, 2015, p.287.

③ Jan K. Brzezinski, *Yoga-Taraṅgiṇī: A Rare Commentary on Gorakṣa-śataka,* Delhi: Himalayan Yoga Publications Trust, 2015, p.287.

里强调的是光的冥想。他说：

眉间，心上，满是光的唵。冥想唵的光。①

明象： 感觉实践眉间轮冥想好喜乐。请告诉我第七个脉轮即顶轮的冥想吧。

古鹿： 关于顶轮冥想，牧牛尊者说：

冥想遍在的自我，这个自我如天空一样纯净，如海市蜃楼中的水一样闪烁，这样的瑜伽士臻达解脱。②

顶轮冥想要点：

在顶轮，位于百会。
有千瓣莲花。
冥想顶轮的自我（希瓦，是至上自我）。
该自我如天空一样纯净。这暗示了不含杂质，没有云彩。
该自我如海市蜃楼中的水一样闪烁，我们的自我，真我，阿特曼也如此，闪烁着光芒。

---

① ［古印度］格兰达著，［印度］G. S. 萨海注，王志成、灵海译：《格兰达本集》，成都：四川人民出版社，2023年，第283页。
② Jan K. Brzezinski, *Yoga-Taraṅgiṇī: A Rare Commentary on Gorakṣa-śataka,* Delhi: Himalayan Yoga Publications Trust, 2015, p.289.

顶轮冥想的效果是解脱。

至此，我们介绍了七个脉轮的冥想。这些冥想的介绍尽管简单，但非常清晰，习练起来不会拖泥带水，容易入门。七个脉轮都是不同的能量中心。事实上在每个能量中心都可以把我们真正的自我认同于纯粹自我、至上自我、希瓦、终极的梵。

一般情况下，七个脉轮分开冥想。但根据需要，也可以整合起来冥想。通过调息，可以选用七个脉轮中的几个。有人把人体视为一根笛子，把七个脉轮视为笛子上的七个孔，用这个笛子可以吹出生命的精彩。

明象：老师，把身体视为笛子，把脉轮视为笛子上的孔，这还是第一次听说，能否说得更具体一些？

古鹿：明象，这个内容超越了我们要谈的，不准备谈更深的，不要再追问啦，我也不指导人们如何具体实践。

明象：好吧。

古鹿：在哈达瑜伽中，透过脉轮冥想，你可以察觉到，它不仅可以直接和身体的健康结合，也可以帮助稳定人的心意，还可以直接和瑜伽的最终目标结合，认识自我，达至梵我一如。所以，我们不仅可以把无德冥想视为认识自我，达至瑜伽最终境界的方式，也可以把有德冥想中的脉轮冥想视为解决身心灵问题的方法。接下来，我们还要看看哈达瑜伽经典中的其他一些有德冥想。

明象：老师，感谢啊。我们讨论了哈达瑜伽的无德冥想，又讨论了哈达瑜伽的有德冥想之脉轮冥想，现在我们再谈有德冥想的其他形式，这样就可以看到完整的哈达瑜伽冥想系统了。

古鹿：在《雅伽瓦卡亚瑜伽》中，雅伽瓦卡亚提出了六种有德冥想，分别是冥想那罗延（拿拉央那，Nārāyaṇa）、阿耆尼、太阳圆盘中的神圣者、一个人的内在自我、两眉之间的神圣者、心莲中的自我。另外，在《格兰达本集》中提供了两种粗糙冥想，分别是珍宝冥想和千瓣莲花冥想。这里涉及的大部分冥想方式，人们并不熟悉，我们可以通过具体的阐释，让哈达瑜伽的习练者知道古代哈达瑜伽经典中的这些冥想方式，并从中汲取营养，服务于自己的哈达瑜伽习练。

明象： 那罗延在古代神话里是至高神，有时候被视为毗湿奴化身，在《摩诃婆罗多》中被视为克里希那。

古鹿： 对的。在印度的瑜伽中，涉及印度神话内容是很自然的。雅伽瓦卡亚说：

> 心莲中有八瓣莲花，一个十二指长的根茎从腹部升起，再面朝上四指多，由于调息莲瓣盛开，他就是那罗延、瓦苏戴瓦、哈瑞、毗湿奴、宇宙之主。他超越死亡，拥有四臂，形象悦人。他一手握法螺、一手握神碟、一手持神杖、一手托莲花，佩戴臂环和皇冠，眼如莲瓣，胸前长有一颗痣，叫室利瓦萨①。他的脸美如满月，唇如莲瓣，仁慈，总带着迷人的微笑，色如纯水晶，身着黄衣，脚如莲花。他永恒不变，神圣，他的光辉照亮一切，是至上存在和诸天之主，居于众生的心中——用心观他，并觉悟到"他就是我（自我）"，这被视为有德冥想。②

---

① 即女神拉克什米（吉祥天女、财富女神）。
② A. G. Mohan trans. with Ganesh Mohan, *Yoga Yajñavalkya,* Singapore : Svastha Yoga Pte Ltd., 2013, pp.95-96.

明象：这个那罗延冥想体现了几个特点：古代印度神话特点；神话中体现哲学思想；通过具有意象性的冥想来帮助我们消除心意的不稳定，一切都围绕在那罗延冥想上。我在想，如果一个人一直如此冥想，他的心意会变得单纯或纯粹，也始终安住在那罗延的意象中。老师，我想问一个问题，这样的冥想是为了什么？或者说有什么意义？

古鹿：哎，明象，你迷糊了啊！冥想的目标我们很早就谈过了，最终目标当然是解脱、觉悟、三摩地、梵我一如啊！因为那罗延冥想中带着明显的印度神话色彩，你就感觉到不妥了，是吧。

明象：是的。

古鹿：其实你把这个神话色彩的内容视为"拐杖""载体"就可以了。另外，有德冥想的益处或意义，雅伽瓦卡亚说得很清楚，他说：

> 一个人如果如此冥想六个月，他将征服死亡。如果冥想一年，他无疑获得解脱，即便他还活着。一个达至自由之境的人哪里都不会受折磨。[1]

明象：如果我们把那罗延冥想的意象改为道教中的诸如太上老君是否也一样呢？

古鹿：在我看来，是一样有效的。

明象：那就好，这样我的心结就打开了，有开窍的感觉。

古鹿：现在介绍第二种有德冥想：火神阿耆尼冥想。

---

[1] A. G. Mohan trans. with Ganesh Mohan, *Yoga Yajñavalkya,* Singapore：Svastha Yoga Pte Ltd., 2013, pp.99-100.

雅伽瓦卡亚说：

在心莲，所见（即原质）是莲皮，八种悉地（瑜伽力量）是莲瓣，智慧①是花丝，觉悟是根茎，神圣者（至上自我、超灵）是基础，是源头，调息的实践会使心莲盛开。人们应该冥想这一莲花中的火神。由于他的光辉，整个世界都闪烁着光芒，知识的大火消除私我，他无处不在，他是世界之原，称为一切人（Vaiśvānara），形如火焰，从头到脚都发着光芒，如火一样照耀。（之后）在这样的火焰中，人们应该把至上存在冥想为不会腐烂的，如黑云中闪电一样明亮。他身着黄色，其形细如米粒尖。他是万物之源，是主，也称为一切人。人们应该思考"我是他（火神阿耆尼）"。在有德冥想中，这个冥想被视为最佳的。②

明象：老师，我第一次听说火神阿耆尼冥想。为何说冥想火神是最佳的冥想呢？

古鹿：阿耆尼在吠陀神话以及印度教神话中是火神，是家灶火和祭祀火之神。阿耆尼、因陀罗和苏利耶是三大神，分别掌管地界、空界和天界。阿耆尼被视为人神之间的中介，是神圣的祭司。在《梨俱吠陀》中，有大量的诗歌赞美阿耆尼，说他具有巨大的威力，充斥整个空间，他燃烧、闪烁和照耀，维护天地万物。阿耆尼对人友善，让人信守

---

① 指一切关于至上存在的知识。
② A. G. Mohan trans. with Ganesh Mohan, *Yoga Yajñavalkya*, Singapore : Svastha Yoga Pte Ltd., 2013, pp.96–97.

誓言、忠于职守，让夫妻和睦，赐予人财富，给歌者激情，消除黑暗，严惩敌人。正因为阿耆尼有这样的地位、这样的特征，作为地界的掌管者，冥想他自然是最佳的。雅伽瓦卡亚也说，通过这样的冥想，人们可以达到和神圣者（以一切人的形式）合一，并获得解脱。①

明象： 这个"最佳"显然是一个相对概念。

古鹿： 是的。但这不妨碍火神冥想是一个非常好的有德冥想。现在来谈另一种冥想：冥想太阳圆盘中的神圣者。雅伽瓦卡亚说：

> 人们必须在光辉灿烂的太阳圆盘中见到哈瑞（毗湿奴的一个名号），他就是全世界众生中的自我（阿特曼），全身金色，有金色的头发、胡子和指甲，脸如金色莲花。他消除一切罪恶，是创造、维系和毁灭的基础。他以莲花姿坐着，宁静祥和，他的脸充满了盛开莲花的美，眼如莲叶。他是三界的守护者，全知，支持那些守法者，照耀整个世界，目击世上的一切。见到他后，觉悟到"我是他（自我）"，这是各种冥想形式中最受称赞的。这是达至自由的最佳方式。②

明象： 老师，我发现了一个小秘密，就是不管借助哪个意象，都要把那个意象提升到一个巅峰境地，那个意象本质上就是自我，就是阿特曼，就是纯粹意识，就是神圣者，而我就是那个自我。这一认识模式一

---

① A. G. Mohan trans. with Ganesh Mohan, *Yoga Yajñavalkya*, Singapore: Svastha Yoga Pte Ltd., 2013, p.97.

② A. G. Mohan trans. with Ganesh Mohan, *Yoga Yajñavalkya*, Singapore: Svastha Yoga Pte Ltd., 2013, pp.97-98.

定也适用于其他很多有德冥想。

古鹿： 明象，你的理解是很有道理的，你发现了一个冥想的模式，这个模式就是选择一个意象，用意象的完美形象和特征暗示自我，让自己认同于这个自我。下面，我们来看第四个有德冥想：冥想一个人的内在自我。雅伽瓦卡亚说：

> 用心观看眉间的内在自我。这个内在自我光辉灿烂，是万物之源。他产生于身体中心，扩展到头顶，宛如一根柱子，是世界之基。他无因，其光辉无法测度。冥想"我是他（自我）"，这是非常好的冥想形式。[①]

冥想眉间的内在自我就是一切的自我，一切的源头，这一冥想十分强大。有一个版本的《雅伽瓦卡亚瑜伽》译文认为，这是最好的有德冥想形式。

明象： 把一切的根基视为他，而我们就是它，即嗖翰模式。老师，你在前面谈到无德冥想时，也提到通过圣句来进行冥想，而嗖翰冥想可以用来实践圣句冥想，也可以在有德冥想中使用。

古鹿： 对的，利用嗖翰模式来冥想，具有极强的力量。事实上，这是把"我"和"至上存在""神圣者""纯粹意识""绝对自我"联结在一起。现在来看第五种有德冥想：冥想两眉之间的神圣者。雅伽瓦卡亚说：

[①] A. G. Mohan trans. with Ganesh Mohan, *Yoga Yajñavalkya,* Singapore: Svastha Yoga Pte Ltd., 2013, p.98.

以莲花姿坐稳，身体放松，心想和希瓦（神圣者的一种形象）合一，凝视鼻尖，他必定冥想两眉之间的神圣者。这位神圣者超越变化、平静、全能、光辉灿烂、永恒不灭。觉悟到"我是他（自我）"是各种冥想形式中广受赞美的。①

这一冥想方式比较简洁，实践起来挺容易上手，明象，你不妨多多实践这一有德冥想吧。

明象：谢谢老师，我多多实践。

古鹿：在多年前，我遇到过一批来自美国的客人，他们的负责人在我们这里做了一个有关灵性实践的讲座，当时他提供了一种观眉间光明的修法。现在想起来，可能和我们在谈的冥想方式有关，就是观我们的两眉之间的神圣自我、神圣对象、神圣意象。

明象：在很多冥想中，都重视观两眉之间的意象。这可能由于眉间是第三眼所在地，是一个特别重要的地方。

古鹿：应该是这样。现在请听我讲第六种冥想：冥想心莲中的自我。雅伽瓦卡亚说：

在绽放的心莲中，有八瓣莲叶，有花皮，有花丝，把它观想为月盘的中心，冥思一个人的自我永恒不变，形象极微，有散发着甘露的月光围绕，身体所有肢体都围绕着从头部散发的数千道甘露之光，他的头有倒转的十六瓣莲花，心意非常专注，觉悟到"我是神圣者

---

① A. G. Mohan trans. with Ganesh Mohan, *Yoga Yajñavalkya*, Singapore: Svastha Yoga Pte Ltd., 2013, pp.98-99.

（梵），我是永恒不变的"，这就是有德冥想。①

明象：一心一意冥想我是梵、我是纯粹自我、我是不灭之梵，大概就是无德冥想了，而借助具体意象来冥想我是梵、我是纯粹自我、我是不灭之梵，就是有德冥想了。这样的理解是否到位？

古鹿：明象，你真是聪明，这样的理解可以说十分到位。我把格兰达尊者的几个有德冥想也介绍一下。这里主要描述两种粗糙冥想的形式。另外，我们在讨论脉轮冥想时已经谈到了格兰达尊者所讲的两种光明冥想形式，这里就不讨论了。第一种粗糙冥想叫珍宝冥想。格兰达尊者说：

用心冥想：有一片无与伦比的甘露之海。在那海的中央，有一座宝石岛，岛上的沙子是颗颗珍贵的宝石。如水渠般环绕着宝岛的是美丽的迦昙波树。素馨花、茉莉、柚子花、万寿菊、玉兰花、刺桐花、莲花，它们的芳香弥漫四野，沁人心脾。宝岛中央是一棵如意树。如意树长着四根美丽的枝丫，象征着四吠陀。枝丫上长年挂满嫩叶和鲜花。蜂儿嗡嗡响，布谷鸟在歌唱。还有一座镶满红宝石的亭子。心意稳稳，冥想那亭子。亭子中央，有一宝座，宝座上有一尊守护神。以古鲁所授之法冥想这尊神。这尊神有模样，有装饰，有坐骑。每天都要冥想他的形象。这就是粗糙冥想。②

---

① A. G. Mohan trans. with Ganesh Mohan, *Yoga Yajñavalkya*, Singapore: Svastha Yoga Pte Ltd., 2013, p.99.
② ［古印度］格兰达著，［印度］G. S. 萨海注，王志成、灵海译：《格兰达本集》，成都：四川人民出版社，2023年，第275—277页。

在这一冥想中，冥想对象对应的是感官的最佳对象，以及心意能够渴望的任何对象，这里都得到了描述：

视觉——宝岛，岛上的沙子都是珍贵的宝石。

嗅觉——各种美丽芳香的花朵环绕着宝岛。

听觉——蜜蜂的嗡嗡声，布谷鸟的歌唱。

触觉——清凉的风从各个方向吹来（这一点没有明确的文字描述，但冥想宝岛的种种意象时，应该会自然感受到凉风）。

心意——观想如意树。

这个粗糙冥想并不困难，它可以让人心旷神怡，并通过守护神的冥想而净化心意，消除私我，觉悟真我。

明象： 这个粗糙冥想很迷人，实践起来让人喜悦，感觉很光明。

古鹿： 是的。现在讲解格兰达尊者推荐的第二种粗糙冥想，即冥想千瓣莲花。格兰达尊者说：

冥想千瓣莲花。千瓣莲花之上有朵十二瓣莲花。这十二瓣莲花，洁白且发光，有十二个子音。它们是：哈、萨、查姆、玛姆、朗姆、帆姆、罗姆、育姆、翰姆、萨姆、康姆和帕雷姆。十二瓣莲花的中央，有三条线，分别是：阿、卡、达。三条线构成一个三角，三个角分别是：哈、拉、查。三角的中央是唵。冥想秘音和宾度的居所。观想其上有一对美丽的天鹅，还有一双木屐。观想古鲁即摩诃德瓦的神性形象：两臂，三眼，白衣，周身遍施白檀香粉。他戴着白色花环，红色的萨克提女神随侍在侧。如此冥想古鲁，可成就粗糙冥想。[1]

格兰达的第二种粗糙冥想，就是冥想千瓣莲花，内容比较抽象，相比于他提供的第一种珍宝冥想，实践起来开始会比较困难。这第二种冥想可以归入顶轮冥想，但和前面提到的顶轮冥想有很大的差异。事实上，对于每个脉轮的冥想形式，也可以有不同。前面也说到，格兰达所谈的两种光明冥想中也都可以分别归入海底轮冥想和眉间轮冥想。

在这一节谈到的冥想那罗延、冥想火神阿耆尼、冥想心莲中的自我，可对应心轮冥想，而冥想一个人的内在自我、两眉之间的神圣者则可对应眉间轮冥想。换言之，哈达瑜伽经典中涉及的大部分冥想都和脉轮冥想有关。之所以都和脉轮有关，是因为脉轮是能量中心，从海底轮到顶轮，代表了不同的能量中心。哈达瑜伽要唤醒昆达里尼能量，关注能量点（穴位），关注能量通道，如左脉、右脉和中脉，关注能量中心（海底轮、生殖轮、脐轮、心轮、喉轮、眉间轮、顶轮），也就很自然了。通过能量的管理，唤醒昆达里尼，最终心意消融于能量，认识到自我就是不朽的阿特曼，不朽的梵。

明象： 太通透了，太通透了，感谢老师如此清晰的教导，学生明白了哈达瑜伽有德冥想最核心的部分一定涉及能量，且最终要唤醒昆达里尼能量，达至梵我一如。

---

[1] ［古印度］格兰达著，［印度］G. S. 萨海注，王志成、灵海译：《格兰达本集》，成都：四川人民出版社，2023年，第278—280页。

第四章　认识自我和疗愈之旅

明象： 老师上午好。昨晚我复盘了哈达瑜伽冥想的方方面面，从无德冥想到有德冥想，从脉轮冥想到其他各种冥想。我注意到，哈达瑜伽的目标和吠檀多不二论的哲学目标是一致的，就是达至梵我一如。有一个问题是，既然哈达瑜伽和吠檀多不二论的目标是一致的，那么我们有必要学习哈达瑜伽吗？直接学习吠檀多不二论不是更好吗？

古鹿： 在谈论有德之梵冥想的时候，我们讨论了斯瓦米·辨喜和他的师父室利·罗摩克里希那为什么谈到了脉轮能量、昆达里尼，我当时告诉你，室利·罗摩克里希那不仅仅修了吠檀多不二论，也修了很多其他内容，包括密教，所以他谈论脉轮、谈论昆达里尼就显得很自然。他很强调脉轮能量的修持，而他的弟子斯瓦米·辨喜创造性地将胜王瑜伽引进吠檀多时，也就自然地把脉轮、昆达里尼的思想引进了吠檀多，并将其作为一种实践修行之法，这就是胜王瑜伽之道。但是，传统的吠檀多不二论哲学在修持中不涉及胜王瑜伽，不讨论脉轮、昆达里尼。

明象： 原来是这样啊！哈达瑜伽中谈论脉轮、昆达里尼，是因为哈达瑜伽也曾经是密教的一部分，或者深受密教哲学的影响。密教哲学重视能量的修行，重视身体，把身体视为圣殿。可见，身体对于密教、对于哈达瑜伽，都非常重要。

古鹿： 吠檀多不二论谈到梵我一如，但它走的是智慧瑜伽的路线，是通过分辨真和非真、永恒与非永恒、实在和非实在来达至最高的目标。尽管哈达瑜伽认同吠檀多不二论，接受梵我一如的哲学观，但它们在修持上有差异，简单地说，吠檀多不二论重视智慧觉悟，哈达瑜伽重视透过能量觉悟。但在无德冥想中，吠檀多不二论和哈达瑜伽几乎是重合的，哈达瑜伽也偏于通过"认同"而达至"梵我一如"。也就是说，在有德冥想中，哈达瑜伽更体现了它的特点——重视能量，重视唤醒昆达里尼能量。

明象： 老师，是不是可以这么理解，传统的吠檀多不二论通过哲学智慧、冥想之法以达至修持的目标，相对比较单一，而哈达瑜伽在修持上相对更加落地，修持法门更多？

古鹿： 在我所理解的吠檀多不二论中，其修行的方法应该也很多，并不会单纯地局限于智慧解脱。很多普通人可能不容易达至至高的境界，需要更多落地的实践方法。哈达瑜伽强调身体的健康、身体能量的管理、能量的提升，就这些内容来说，它会突出清洁法、体位法、调息法、身印法、制感法、专注法、冥想法等。这么多的方法，都和能量的管理有关，可以简单地说，清洁法是清洁能量，体位法是在调整和强化能量，身印法、调息法、专论法和（有德）冥想法都涉及唤醒和管理能量。我们在习练哈达瑜伽中，即便只实践了其中一部分，我们的身体体感也是非常明显的，它会让我们感受到身体内在的改变。也许很多哈达瑜伽修习者习练了很久的瑜伽，也不一定达至所谓的梵我一如的境界，但他们的身体能量很容易得到锻炼，有明显的习练效果。

明象： 和能量打交道，这如何可以被视为一种自我认识呢？

古鹿： 在印度文化中，认识自我，不是一般人所说的对事物的认知，不是简单的主体对客体的认识，也就是说，这里的认识不是有关自然对象、社会对象的知识，也不是传统上所说的逻辑、建筑、音乐、数学等方面的知识，而是对人的本质、存在的本质的认识，可以被视为一切知识之后的知识，或者说一切知识之上的知识。不同的瑜伽通过不同的方式都有可能带领人们走向对自我的认识。哈达瑜伽和其他瑜伽形式有很大的差别，它强调了对身体的认知，通过对身体中能量的把控，唤醒人的昆达里尼能量，并让能量从左右脉进入中脉，最终让能量消融心意，消解我慢（私我），达至纯粹的自我。没有了各种遮蔽，自我向自我显示，也就是自我回到自我、自我认识自我，这就是自我知识。明象，我这样说，不知道你能不能理解。这也许需要有一个不断认知沉淀的过程，需要经过一个时期，你的悟性会上去，对我刚才所说的内容会觉得是常识一样。

明象： 老师，你的表述太精彩了！经过你这么一解释，我认识到确实可以把整体的哈达瑜伽理解为一条认识自我的道路，而冥想是其中异常重要的一环。

古鹿： 不过，我要告诉你的是，一个人只有有了这一意识之后，才能真正理解到哈达瑜伽是认识自我之道。如果一个人只停留在身体的健康和调理上，没有更高维度的诉求，他不会明白哈达瑜伽为何是认识自我之道。

明象： 老师，认识自我在吠檀多不二论、在哈达瑜伽中都是关键性的，这种认识是不是也意味着是一种自我疗愈之路？

古鹿： 人的问题有多个方面。我们可能面临各个方面的问题：身体问题、心理问题和精神问题。对于身体的健康，哈达瑜伽比其他各种瑜伽都更能提供有效的解决方法。一个人遇到各种问题，但身体健康问题很可能是各种问题的源头。一个人一旦身体健康了，可能一些心理问题也就不会发生。一个人的身体不好，也会影响他的情绪。身体不健康，患有某些疾病，会影响人的工作、生活、事业发展等，身体问题也可能让人缺乏自信，变得自卑，陷入困境，甚至绝境。哈达瑜伽的清洁法可以让人避免很多疾病，也可以调理很多身体问题，提升免疫力、抵抗力。

哈达瑜伽的体位法和调息法，对于保持我们的身体健康十分有益。如今，很多人通过瑜伽体位习练来健身锻炼，而调息对于我们粗身的健康、稳定和自我疗愈也都非常有益。

明象：我也注意到哈达瑜伽对于改善亚健康、减压、塑身都很有益，事实上，坚持习练哈达瑜伽还能增强人的自信，让人变得更加自律。

古鹿：哈达瑜伽对于人的情绪健康一样可以起到有效的作用。哈达瑜伽通过身体、能量（调息）可以改善我们身体和心意的关系，可以让我们的心意稳定下来。针对我们如今遇到的很多问题，如心意不稳、焦虑、失眠等，有很多研究表明，瑜伽的调节作用比普通的运动效果好。原因是什么？一般的运动只是运动，但瑜伽是一个庞大的修习系统，可以服务于身体与精神的多个层面。在瑜伽中，人处于一个范式（场域）中，其独特的哲学内涵支撑着瑜伽的习练，很多人除了习练体位、调息之外，也学习瑜伽哲学和文化，透过瑜伽哲学和文化，改变自己看世界、看人的方式。在深度的瑜伽探索中，瑜伽深入研究人的心意健康，了解人的心意的精微和复杂，在此基础上，通过瑜伽的清洁法、体位法、调息法、制感法、冥想法，可以疗愈我们心理的种种问题。

明象：我记得斯瓦米·库瓦拉雅南达（Swami Kuvalayananda）说过："瑜伽有关于人类的完整信息。它有关于人体的信息，有关于人心的信息，也有关于人的灵性的信息。"①

古鹿： 对！瑜伽可以为人们在身心灵三个方面提供信息，提供支持，提供帮助。明象，你可能已经注意到，我们翻译、注释、撰写了一系列瑜伽书籍，其中不少是瑜伽经典，如《薄伽梵歌》《瑜伽经》《智慧瑜伽之光：商羯罗的〈分辨宝鬘〉》《爱的瑜伽：〈拿拉达虔信经〉及其权威解释》《至上瑜伽：瓦希斯塔瑜伽》《觉知真我的旅程：〈八曲仙人之歌〉精解》，等等。这些经典作品要解决的问题不仅是身体层的，而且有心理层、精神层的，其中很多也涉及吠檀多不二论作品。哈达瑜伽便是其中的代表。

首先，哈达瑜伽接纳吠檀多不二论的思想，涉及吠檀多不二论的著作，哈达瑜伽也一样吸收；其次，哈达瑜伽经典如《哈达瑜伽之光》《格兰达本集》《雅伽瓦卡亚瑜伽》《牧牛尊者指南》《希瓦本集》等都可以提供精神或灵性维度的指导，但也并未忽视身体习练的指导，可以说，哈达瑜伽可以从身心灵三个方面引导人们进行一场不断认识自我、摆脱旧我、实现自我疗愈的过程。

明象： 感谢老师，老师的教导，让我醍醐灌顶，让我对瑜伽、对哈达瑜伽的认识大大提高了，可以说对哈达瑜伽作为认识自我以及身心疗愈的思想有了新的认识。我的疑惑解除了！

---

① ［印］斯瓦特玛拉摩著，［印］G. S. 萨海、苏尼尔·夏尔马英译并注释，王志成、灵海译：《哈达瑜伽之光（增订版）》，成都：四川人民出版社，2018年，第5页。

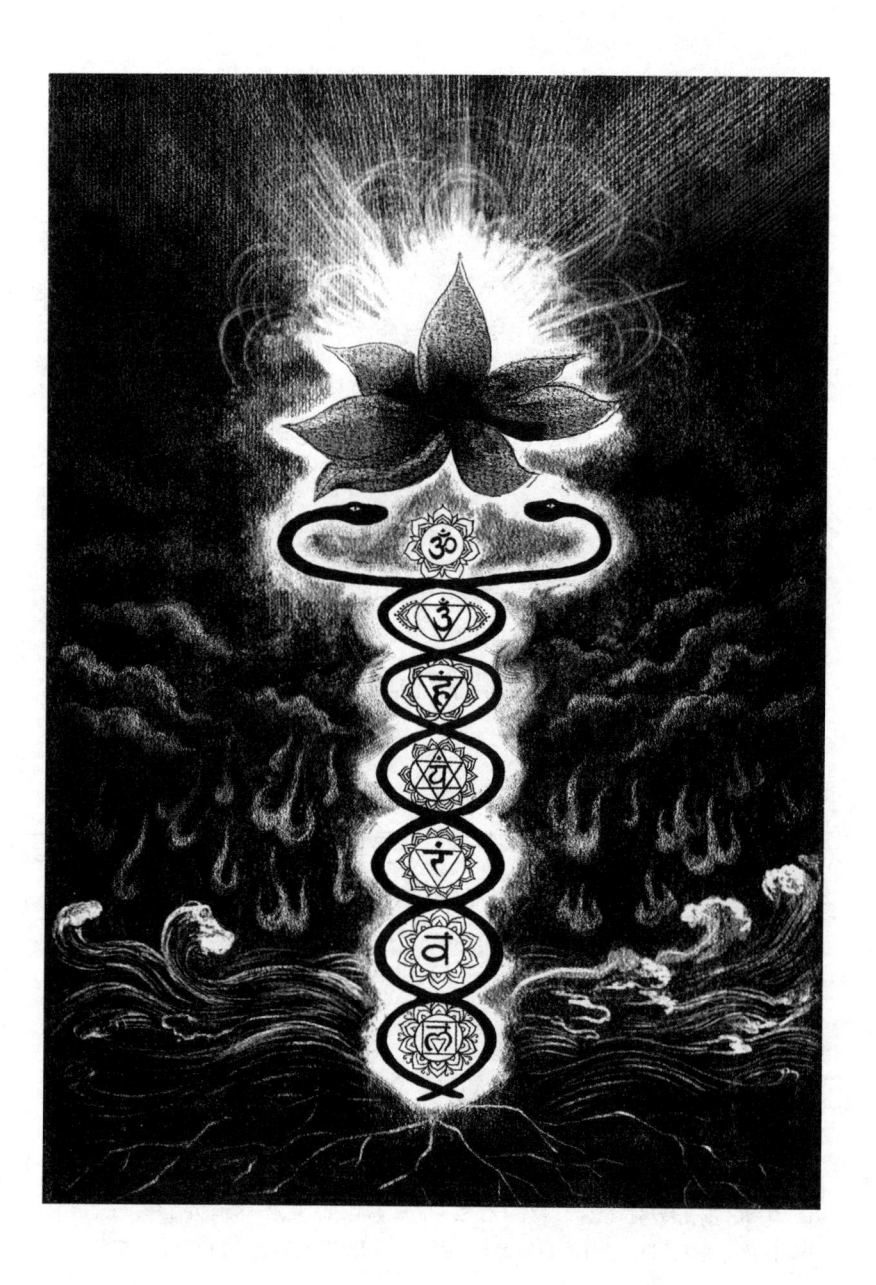

第五部
和自我合一

The Power of Meditation Towards Haṭha Yoga Meditation

第一章 · 三摩地是冥想的目标
第二章 · 哈达瑜伽中的三摩地
第三章 · 哈达瑜伽三摩地的实践
第四章 · 冥想、自我和终极疗愈

第一章 三摩地是冥想的目标

明象： 老师早，根据计划，我们已经讲到最后一部分了。瑜伽的目标是三摩地。我们今天就来讨论三摩地。

古鹿： 明象，你已经读过很多瑜伽书籍，包括我翻译和撰写的图书。在你的印象里，什么是三摩地？

明象： 我记得在《瑜伽经》中，帕坦伽利说到专注、冥想和三摩地是一体的，把它们三者合在一起称为专念。在《瑜伽经》第三章（第三品）中谈到通过专念获得各种瑜伽的力量。所以，在我看来，冥想是专注的深化，三摩地是冥想的深化。

古鹿： 三摩地是梵文Samādhi的音译，也翻译成三昧、定等。Samādhi一词中，sam即"把……合在一起"，词根adhi意即"放置"。Samādhi的意思就是"把……放在一起"，或"把……结合在一起"。另外，sam也有"完美""完全"的意思，Dhi意指"意识"，所以，Samādhi也指一种状态，在这一状态中，人、行动和行动对象之间的区别消融，成了唯一者。帕坦伽利是这样定义三摩地的："在冥想中，似乎没有个体意识，只有对象显现，这就是三摩地。"[1]

明象： 老师啊，其实这样的定义也不好理解啊！您能不能做个解

---

[1] ［古印度］帕坦伽利著，王志成译注：《〈瑜伽经〉直译精解》，成都：四川人民出版社，2019年，第195页。

释？我看了您注释的《瑜伽经》，也看了您编著的《阿育吠陀瑜伽》最后一章"三摩地瑜伽"，说实在的，我还不能说完全搞明白什么是真正的三摩地，尽管这些书让我大开眼界。

古鹿： 明象，我们需要谈帕坦伽利的三摩地、吠檀多的三摩地以及哈达瑜伽的三摩地的差异，通过对比可以帮助你理解。

明象： 老师，我们是否有可能获得一个普遍的三摩地定义？也就是说，这个定义适用于帕坦伽利瑜伽、吠檀多瑜伽、哈达瑜伽以及其他各种类型的瑜伽。

古鹿： 我们抽象地说，三摩地是达到主客消融的境界，或者说，消除私我、心意消融的境界。但具体起来，似乎并不存在一个普遍的三摩地定义，我们只能说不同的瑜伽对三摩地有自己的理解。我在这里尝试分析几种形式的三摩地含义。

明象： 太好了！

古鹿： 帕坦伽利的《瑜伽经》背后的哲学是数论，它是一种二元论哲学，认为存在着原人与原质两个实体。修行的最高境界是原人归原人，原质归原质，我们迷茫、麻烦、痛苦和烦恼的根源在于混淆了原人和原质，从而陷入轮回性的生存中。瑜伽修习，最终目的是要让原人和原质分离。数论哲学提供的是一种智慧分辨，但帕坦伽利认为我们需要同时实践才能真正分辨原人和原质。而进入三摩地意味着进入原人和原质的分离。在三摩地的最高境界，我们意识到自己是原人，不是原质。修习三摩地，在我看来就是不断消除私我的过程。根据帕坦伽利，就是要从愚昧之德、激情之德上升到善良之德，最终超越三德的限制，而超越三德的限制本质上就是消除私我的过程，或者说超越私我的过程，也就是让私我不再发挥作用的过程。当我们通过专注和冥想，最终进入事物本身的状态，不再有私我的干扰，这就进入了三摩地状态。所以，帕坦伽利的三摩地就是通过专注和冥想，不断消除私我，原质归原质，原质不再干扰原人，也就是原质不再显化出私我，不再有进化，而是在不断的消融中"退化"了，从现象层退化到原质层。一旦完成了这一"退化"过程，这时就没有私我在发挥作用，原人作为纯粹意识、真我、见者独自存在，也就是独存。在帕坦伽利瑜伽中，三摩地的最终结果是原人和原质分离，原人处于独存的境界。

明象：通过您不断地讲解，我对帕坦伽利的三摩地有了更深入的认识。吠檀多不二论所谈的三摩地又如何理解呢？

古鹿：吠檀多哲学和数论哲学不一样，对于三摩地的理解也存在差异。根据吠檀多哲学，世界的终极是梵，一切都是梵的显化。梵因为摩耶而显化。梵和整体性的摩耶结合演化出自在天，梵和个体性的摩耶结合演化出个体灵魂。个体灵魂认同了摩耶的幻化，认同了自己的身体、心意、欲望、财富、权力等，于是迷失了自我，在虚幻中存在，在轮回中没有终止。对于吠檀多的瑜伽修持者来说，同样是一个不断消除私我的过程，通过冥想不断消除"我所不是的"，不断明白我不是这个身体、不是这个心意、不是这个欲望、不是拥有的任何财富和权力。在冥想中，我们的私我不断得到抑制、净化，我们会出现一种"反向"运动，即自我不再执着于非自我，达至彻底的不执，就会进入三摩地。在三摩地中，摩耶不是真的，当我们不断觉醒的时候，摩耶的真实性就会崩溃，最终只有终极的纯粹意识熠熠发光。这个纯粹意识就是我们的真我、阿特曼、梵。从梵到世界是一个"进化演绎"的过程，也是一个"向下分化"的过程。从世界到梵是一个"反向演化"的过程，也是一个"向上还原"的过程。

在数论哲学中，最终有两个实体：原人和原质。而在吠檀多哲学中，最终有一个实体：梵。除了梵，什么也没有。如果你立足吠檀多立场并从事冥想，最终你觉悟到的一定只有纯粹意识本身，只有梵本身。

数论哲学和吠檀多哲学是两套哲学系统，通过专注和冥想，达至各自的三摩地。帕坦伽利的数论瑜伽之路是透过冥想最终意识到自己是原人，同时意识到不同于自己的原质。而持有吠檀多哲学的修持，通过冥想最终意识到自己是阿特曼，是梵，而不是这具身体、心意、欲望、财富、权力等。尽管它们都追求三摩地，都不断消除私我，但最终体现的世界图景还是不同的。

明象：老师，您在谈冥想，其实也就是在谈哲学，是这样吗？

古鹿：冥想是一种实践形式。但任何实践都承载着理论。不同理论下的实践，存在差异。当然，这里你也可以注意到，帕坦伽利数论瑜伽和吠檀多的瑜伽都是在抑制心意，消除私我。

明象：那么，我们关心的哈达瑜伽冥想呢？

古鹿：首先，哈达瑜伽和吠檀多哲学都持有一元论，相信梵是唯一的，终极的自我就是梵，我们的本质是阿特曼，这个阿特曼就是梵。为了达至对自我的认识，吠檀多主要是通过智慧分辨，冥想也是最终走向分辨，而哈达瑜伽虽也通过冥想，达至三摩地，但和吠檀多在修持上会有一些差异，即哈达瑜伽强调通过身体。传统的哈达瑜伽是透过身体的瑜伽。这个"透过身体"的真正含义，更正确地说，是"透过能量"。关于哈达瑜伽的三摩地，我们需要进一步深入了解。

第二章 哈达瑜伽中的三摩地

明象： 老师好，关于三摩地，我以为通过您的《阿育吠陀瑜伽》最后一章"三摩地瑜伽"的介绍可以非常全面地理解三摩地了。但经过和您昨天的交流，发现我对三摩地的认识还有待深化。在《阿育吠陀瑜伽》中，没有专门讨论哈达瑜伽的三摩地，所以我渴望通过今天的交流可以对哈达瑜伽的三摩地有更多的认识。

古鹿： 三摩地在帕坦伽利那里、在吠檀多哲学中、在哈达瑜伽中，都是冥想的下一步。为了深入了解哈达瑜伽的三摩地，我们需要了解下哈达瑜伽经典中有关三摩地的论述。

明象： 我有老师您参与翻译的《哈达瑜伽之光》，这本最重要的哈达瑜伽经典是这样描述三摩地的：

> 如同盐因为和水混合而溶于水（与水合一）一样；类似的，心意和阿特曼合一就叫三摩地。当生命气（呼吸）减弱、心意功能也停止之时，就只有平静，这就称为三摩地。那种平静，个体灵魂与至上灵魂二者合一，心意的所有功能全部消失。这就是三摩地。[1]

---

[1] ［印］斯瓦特玛拉摩著，［印］G. S. 萨海、苏尼尔·夏尔马英译并注释，王志成、灵海译：《哈达瑜伽之光（增订版）》，成都：四川人民出版社，2018年，第261—262页。

《格兰达本集》中也说道：

心意从身体中分离，同至上阿特曼合一，这就是三摩地的状态。进入这一状态，便从五个感觉器官和五个行动器官中解脱出来。①

《牧牛尊者指南》中也说道：

三摩地就是这样一种状态，其间所有二元性都完全合一，个体自我和至上自我合一，所有的念想都完全被清除。就如盐和水的合一来自它们的结合（瑜伽），自我和心意的合一被称为三摩地。当普拉那消解、心意消融时，就达至完全的平静，这一完全的平静就被称为三摩地。②

《雅伽瓦卡亚瑜伽》中也说道：

三摩地就是自我和神圣者合一的状态。三摩地就是自我和梵的合一状态。人们不管以何种方式冥想什么对象，都在三摩地中达到顶峰。所以，人们必须冥想自我，以便认识自我。③

---

① ［古印度］格兰达著，［印度］G. S. 萨海注，王志成、灵海译：《格兰达本集》，成都：四川人民出版社，2023年，第290页。
② Jan K. Brzezinski, *Yoga-Taraṅgiṇī: A Rare Commentary on Gorakṣa-śataka,* Delhi: Himalayan Yoga Publications Trust, 2015, pp.297-298.
③ A. G. Mohan trans. with Ganesh Mohan, *Yoga Yajñavalkya*, Singapore : Svastha Yoga Pte Ltd., 2013, p.102.

古鹿：明象，你真是聪明，一下子把四部哈达瑜伽经典中关于三摩地的经文都整理出来了。有了这些经文，我们就容易看到哈达瑜伽对于三摩地的看法。

明象：对这些经文的理解则需要老师您的帮助了。

古鹿：从经文可以看到：第一，哈达瑜伽关于三摩地的理解和吠檀多哲学的观念是一样的，也就是说，哈达瑜伽接受了吠檀多哲学，也持有梵我一元论的观点，认为人的本质是纯粹自我，是梵。第二，哈达瑜伽也认为我们的个体自我或者说个体灵魂在三摩地中消融于至上自我、至上的梵。

但是，上述经文中有的经文认为三摩地是心意和神圣者或梵的合一，而有的经文则说是个体自我或个体灵魂和至上自我或神圣者合一。在这里，个体自我和心意是什么关系？是一样的吗？在《哈达瑜伽之光》《格兰达本集》中，说的是心意和梵的融合，而《牧牛尊者指南》《雅伽瓦卡亚瑜伽》中则说是自我（个体灵魂）和梵的合一。我们不知道这几位哈达瑜伽士为何在这一点上会有如此不同的理解，但我们也可以这么理解：心意的消融、净化，也意味着个体自我和至上之梵的合一。当心意净化了、消融了，个体自我变得纯粹，就是阿特曼，就是梵。他们之间的差异就消除了。

明象：老师，您注意到不同哈达瑜伽士在这一点上的表述的差异，会不会暗示他们之间的理解的差异？

古鹿：从他们后面的进一步表述看，应该不会有什么差异。我们要关注的是哈达瑜伽士是如何达成这一"合一"的。也就是说，他们在推进合一上有什么独特的地方。

明象：您在不同地方一直强调哈达瑜伽对能量的重视，我想三摩地的修持也应该和能量关系密切。

古鹿：我想说的是，哈达瑜伽在三摩地的修持上一定会和两类冥想有关，一是无德冥想，二是有德冥想。关于无德冥想，我觉得哈达瑜伽并没有特别独特的地方，可以说是重复吠檀多的。例如，格兰达说：

> 我是梵，我只是梵。我是梵，我不是痛苦的经验者。我是存在、意识和喜乐的形式。我的本性永远自由。①

这样的表述在吠檀多经典中是非常普通的。但这也确认了格兰达是一个吠檀多不二论者。那么，其他哈达瑜伽士是否也持有类似的立场呢？可能确定的是，这些瑜伽士几乎都是一致的。

明象：如果全部都这样，那么吠檀多不二论者和哈达瑜伽士就很难区分了。所以，他们之间一定还有差异。

古鹿：最核心的区别在于哈达瑜伽对能量的重视，通过普拉那能量的修习，唤醒昆达里尼能量。例如，在《雅伽瓦卡亚瑜伽》中，谈完了三摩地之后，还专门向我们解释了全书的核心，即唤醒昆达里尼的艺术。它把这个修习的过程，也就是达至三摩地，达到自由的过程分为七个阶段。这七个阶段分别是：

第一阶段，通过普拉那能量点火；

第二阶段，唤醒昆达里尼；

第三阶段，让普拉那能量通过中脉运行到心莲；

---

① ［古印度］格兰达著，［印度］G. S. 萨海注，王志成、灵海译：《格兰达本集》，成都：四川人民出版社，2023年，第291页。

第四阶段，让普拉那能量继续上升；

第五阶段，将普拉那能量聚焦于两眉中间；

第六阶段，将心意和普拉那持续地专注在两眉之间；

第七阶段，以此达至自由之境。①

打开《哈达瑜伽之光》第四章，就可以知道，修习都是围绕昆达里尼的唤醒。书中提到了，个体自我（灵魂）和至上自我（至上灵魂）合一时，心意的功能全部消失，呈现生命的本来样子。在真正的哈达瑜伽中，习练哈达瑜伽的目的就是为了胜王瑜伽，如果不是为了这一目的，瑜伽习练没有意义，那只能称为哈达瑜伽的表演。②

明象：老师，我注意到了，哈达瑜伽冥想确实和能量关系密切，我很想知道哈达瑜伽采取了哪些具体方法来达成瑜伽的目标。

古鹿：接下来，我们看看哈达瑜伽士们有哪些方法可以促进瑜伽目标三摩地的达成。明象，可以明确的是，哈达瑜伽里采取的很多修法是其他形式的瑜伽中并没有采用的。正因为如此，我们整理哈达瑜伽冥想方法，就显得有它的价值了。

---

① 这七个阶段的划分最初由默翰（A. G. Mohan）概括。参见A. G. Mohan trans. with Ganesh Mohan, *Yoga Yajñavalkya*, Singapore : Svastha Yoga Pte Ltd., 2013, pp.114–119.

② ［印］斯瓦特玛拉摩著，［印］G. S. 萨海、苏尼尔·夏尔马英译并注释，王志成、灵海译：《哈达瑜伽之光》（增订版），成都：四川人民出版社，2018年，第262—263页。

第三章　哈达瑜伽三摩地的实践

明象：老师早！我昨晚专门看了看《格兰达本集》《哈达瑜伽之光》这两部哈达瑜伽经典，发现里面处处都是管理、调动、锻炼和提升普拉那能量的信息。以前，从没有如此强烈地意识到哈达瑜伽对于身体能量的关注，以为做做体位、做做调息，就是哈达瑜伽了。如今才认识到，哈达瑜伽是一条神圣的身心修习之路，是走向健康、自由、觉悟、喜乐之路。

古鹿：我对哈达瑜伽的认识也不是一开始就如今日一般，和你一样，我开始也只是把它理解为做做体位、运动身体，表演一些高难度的动作。可是，翻译了《哈达瑜伽之光》之后，我就改变了对它的认识。首先，我开始意识到传统的哈达瑜伽是觉悟、三摩地导向的。其次，哈达瑜伽背后有完善的哲学系统，它背后的哲学和帕坦伽利《瑜伽经》的哲学并不一样，帕坦伽利《瑜伽经》背后的哲学是数论哲学，是二元论的，而哈达瑜伽背后的哲学和吠檀多不二论一致，是一元论的。第三，我还意识到有的哈达瑜伽经典受到了帕坦伽利《瑜伽经》的影响，如《雅伽瓦卡亚瑜伽》，但这种影响主要是形式上而非哲学内涵的影响。第四，哈达瑜伽的修持和吠檀多不二论也不一样，主要差异在于哈达瑜伽凸显了能量修持。当我有了这些认识之后，我对哈达瑜伽的态度变得更加积极。接下来，我们具体看看哈达瑜伽在修持三摩地中的具体实践方式。

明象：老师，对哈达瑜伽的理解太好了，太"清醒了"。

古鹿：在《格兰达本集》最后一章，我们看到了格兰达为了人们达到三摩地，提供了六种实践的方法。这些方法包括：希瓦身印、唵声住气法、逆舌身印、母胎身印、虔信瑜伽、眩晕住气法。而在《哈达瑜伽之光》中，斯瓦特玛拉摩也提出了通往胜王瑜伽最高目标即三摩地的方法，如希瓦身印、逆舌身印，但他认为最好的方法是谛听秘音。这七种修持方法对应的三摩地是：

希瓦身印——冥想三摩地；

逆舌身印——极乐三摩地；

母胎身印——消融三摩地；

虔信瑜伽——虔信瑜伽三摩地；

眩晕住气法——眩晕三摩地；

唵声住气法——秘音三摩地（和谛听秘音有相似之处，故后面不具体展开讨论谛听秘音）；

谛听秘音——秘音三摩地。

明象：请老师解释希瓦身印。

古鹿：关于希瓦身印，格兰达尊者如此解释：

> 凝视（内在）眉心，凝视自我。这就是希瓦身印。所有瑜伽文本都以机密视之。[①]
>
> 修习希瓦身印，把阿特曼引入觉知，视宾度（明点）为梵，心

[①] ［古印度］格兰达著，［印度］G. S. 萨海注，王志成、灵海译：《格兰达本集》，成都：四川人民出版社，2023年，第181页。

意只贯注在宾度上。把灵魂置于（中脉）虚空中，把虚空置于阿特曼中。视阿特曼为虚空，只是虚空。心意不纳一物。安住在三摩地中，享永恒喜乐。①

《哈达瑜伽之光》也强调了希瓦身印的重要性，并提供了实践的方法：

凝视点在内，但好像一眨不眨地睁开眼睛凝视外面。这就是保存在吠陀经和经论中的希瓦身印。②

从上面经文可以看到，希瓦身印的实践要点是：凝视眉心、眼睛一眨不眨、睁开眼睛、冥想阿特曼（自我）。

萨海教授比较了《格兰达本集》和《哈达瑜伽之光》，认为《格兰达本集》借用了《哈达瑜伽之光》中的希瓦身印的修法。理由是，后者出现的时间远早于前者。

但是，格兰达尊者除了借用《哈达瑜伽之光》中的希瓦身印修法之外，也有差异，或者说发展。那就是，格兰达尊者强调凝视眉心的同时，还强调凝视自我（阿特曼），也就是冥想自我（阿特曼）。

希瓦身印被斯瓦特玛拉摩和格兰达尊者视为最好的身印，是最机密

---

① ［古印度］格兰达著，［印度］G. S. 萨海注，王志成、灵海译：《格兰达本集》，成都：四川人民出版社，2023年，第293—294页。
② ［印］斯瓦特玛拉摩著，［印度］G. S. 萨海、苏尼尔·夏尔马英译并注释，王志成、灵海译：《哈达瑜伽之光（增订版）》，成都：四川人民出版社，2018年，第279页。

的修法。斯瓦特玛拉摩说:

> 吠陀经、经论和往世书就像普通女子(任何人都能够见到),而只有希瓦身印才是秘密,就如贵妇(不容易被看到)。①

格兰达也说了类似的话:

> 吠陀经、众经典和往世书等,不过是寻常女子;唯此希瓦身印,真比那面纱未揭的大家闺秀。②

希瓦身印作为通往三摩地的修习方法,这也解释了有的身印本身是可以用以臻达冥想的最高目标——三摩地的。之后,我们还会知道调息法(住气法)也可以臻达冥想的最高目标三摩地。所以,我们前面谈论的很多内容表面上和冥想有距离,其实根本不能分开。

明象:老师,感谢您。今天,我彻底搞明白了希瓦身印,不仅明白了它的理论,也明白了它的实践,我要好好实践这一身印。

古鹿:现在来谈谈逆舌身印。《哈达瑜伽之光》和《格兰达本集》都介绍了这一身印,二者核心的观点是一样的,只是在具体的修法上有一些差异。在这一身印的修持中,分两个基础的部分,一是设法延长舌

---

① [印]斯瓦特玛拉摩著,[印]G. S. 萨海、苏尼尔·夏尔马英译并注释,王志成、灵海译:《哈达瑜伽之光(增订版)》,成都:四川人民出版社,2018年,第279页。

② [古印度]格兰达著,[印度]G. S. 萨海注,王志成、灵海译:《格兰达本集》,成都:四川人民出版社,2023年,第181页。

头；二是舌头后卷，凝视眉心。我们这里介绍《格兰达本集》中的逆舌身印：

> 割破舌系带，不断活动舌头。涂上黄油，用钳子牵拉舌头。日行此法，舌头自会变长。舌头触到眉心时，逆舌身印告成。舌头沿腭缓缓伸向口腔深处。舌头后卷，凝视眉心。这就是逆舌身印。①

这里的问题是，逆舌身印需要我们割破舌系带，涂上黄油，用钳子牵拉舌头。这对普通的瑜伽修习者不合适，我们也不建议普通的瑜伽修习者尝试。因为舌头不够长，也不可能让舌头触到眉心，即便割破舌系带，不断地去修习，也难有几人可以让舌头触到眉心。我曾经在视频里看到一个女性有很长的舌头，这是我至今所见到的最长舌头。她能够让舌头舔到鼻子，但离舌头触到眉心，还有很远的"距离"。至今，我也没有见到有哪个瑜伽士的舌头能触到眉心。所以，我们可以把这一修习的内容淡化。

格兰达尊者在讨论清洁法的时候，有介绍用牛油按摩舌头，用钳子钳住舌尖，缓慢地把舌头拉出来。②一日两次，早晚各一次。③这被视为逆舌身印的预备，从修习逆舌身印的视角看，如果修习者愿意，倒是可

---

① ［古印度］格兰达著，［印度］G. S. 萨海注，王志成、灵海译：《格兰达本集》，成都：四川人民出版社，2023年，第159—160页。
② ［古印度］格兰达著，［印度］G. S. 萨海注，王志成、灵海译：《格兰达本集》，成都：四川人民出版社，2023年，第57页。
③ ［古印度］格兰达著，［印度］G. S. 萨海注，王志成、灵海译：《格兰达本集》，成都：四川人民出版社，2023年，第58页。

以推荐并实践的。

我们可以强化格兰达尊者谈到的第二点，就是让舌头沿腭慢慢伸向口腔深处，让舌头后卷，并凝视眉心。这一点在我看来是逆舌身印的核心。

明象：老师，为什么这样的做法就成了三摩地的修法？

古鹿：我跟你谈两点。第一，舌头后卷，舌头碰到腭，腭的区域会分泌"甘露"；第二，凝视眉心，也就是冥想眉心。通过这两点，修成了的话，可以取得非常好的效果，可以成就三摩地。格兰达尊者说：

（由于成就了逆舌身印）昏迷、饥饿、口渴、懒惰不会发生，疾病、衰老、死亡不会来临。修习逆舌身印者，如有神躯。由于成就了逆舌身印，瑜伽士的身体，火不能烧，风不能干涸，水不能湿，蛇不能咬。[1]

这对逆舌身印的作用的描述似乎有些夸张了，但格兰达提到下面的逆舌身印的"魅力"似乎还算合理：

修习逆舌身印者，身体俊美，成就三摩地。舌头因与腭交接，而生出种种滋味。每天都会生出诸样味道，快乐亦随之而来。开始时味道是咸的、酸的，然后则是苦的、涩的，再然后，味道则如黄油、酥

---

[1] ［古印度］格兰达著，［印度］G. S. 萨海注，王志成、灵海译：《格兰达本集》，成都：四川人民出版社，2023年，第160—161页。

油、牛奶、凝乳，最后则是甘露的味道，如天界圣水滴落舌尖。①

明象：逆舌身印的习练，如果不是需要割破舌系带，我觉得可以多多习练，特别是舌头后卷、凝视眉心的习练。

古鹿：如果你能坚持做逆舌身印的这一部分，也有很好的效果。现在，来考察母胎身印。不同文本对这一身印的理解有差异，《格兰达本集》对这一身印的解释非常系统完整，我们重点介绍《格兰达本集》中的母胎身印。

行至善坐，以拇指闭耳，以食指闭目，以中指闭鼻，以无名指闭口。努嘴，作鸦喙状（鸟啄身印）。嘴巴吸气，使之与下行气结合。行吽（hum）和哈萨（hamsa）两个曼陀罗，依次冥想六大脉轮。聪颖的瑜伽士将唤醒沉睡的昆达里尼，将昆达里尼与个体自我一起送上至上莲花即顶轮，并使之安住其间。自我与昆达里尼联结，即与主希瓦合一，因能经验种种天界快乐和至上喜乐。待希瓦与萨克提合一，即行"我即梵"之观想，喜乐的经验将充满心意。②

这是格兰达尊者提供的完整的修持方法。具体操作就是，先修习萨克提提升印，然后修习母胎身印。根据这一逻辑，我们把这一完整的修法归纳为以下要点：

---

① ［古印度］格兰达著，［印度］G. S. 萨海注，王志成、灵海译：《格兰达本集》，成都：四川人民出版社，2023年，第161—162页。
② ［古印度］格兰达著，［印度］G. S. 萨海注，王志成、灵海译：《格兰达本集》，成都：四川人民出版社，2023年，第167—169页。

选择合适环境，身心放松，行至善坐。

通过双侧鼻孔吸气。

吸气，并导引至海底轮，和下行气结合。

做提肛身印（马印），收束肛门。

如此不停地实践，直至经验到气入中脉。

住气。昆达里尼被唤醒，开始上行，进入中脉。

以上实践属于萨克提提升印。这一身印修成，即可修习母胎身印：

根据自己的身体状况，舒适地坐好，可以做至善坐。

闭上双眼，深吸气，食指压在眼眉上，大拇指压住、关闭双耳，中指压住两侧鼻腔，无名指压在上唇上，小指压在下唇上。

至此，就是一般所说的母胎身印，这一相同的行法在《瑜伽顶奥义书》（II/13）中称为闭六门身印。格兰达尊者没有停留在这一理解上，而是在此基础上增加了不少内容：

努嘴作鸦喙状，用嘴巴吸气。

从海底轮开始依次冥想六大脉轮（海底轮、生殖轮、脐轮、心轮、喉轮和眉间轮）。

反复念诵曼陀罗吽（hum）和哈萨（hamsa），唤醒昆达里尼。

使个体自我（灵魂）与昆达里尼结合，并将之送上顶轮。

在希瓦与萨克提合一时经验喜乐。

最后，臻达"我即梵"的非二元之境。

明象：成就母胎身印的前提是成就萨克提提升印。所以，母胎身印是一个比较高级的修法。我们如能坚持修持萨克提提升印，就能带来非常好的养生效果，有益于唤醒昆达里尼能量。母胎身印要比萨克提提升印更进一步，是对唤醒的昆达里尼能量的引导，最终导向三摩地。

古鹿：这里补充一点知识，萨克提（shakti）是宇宙女性原则，它在个体层面呈现为昆达里尼。人在正常情况下，昆达里尼是沉睡的，个体自我（灵魂、个体意识）也是不觉醒的。当个体自我和唤醒的昆达里尼提升到顶轮，就是希瓦（至上自我、宇宙意识）和萨克提合一之地，个体自我（灵魂）可以体验到喜乐，可以体验到"我即梵"。

明象：谢谢老师，我正在想这一堆概念之间的关系呢。我还想问一下，昆达里尼和普拉那（生命力）之间的关系又是什么样的？

古鹿：据说，普拉那（生命力）是非常强大的能量，人活着不能没有它，它一旦离开，人就死亡。而昆达里尼要比普拉那（生命力）更强大。

明象：太好了，您一下子让我明白了昆达里尼、萨克提、个体自我（灵魂）、希瓦、普拉那等概念之间的关系。真是与君一席谈，胜读十年书。

古鹿：现在，我们来讨论虔信瑜伽三摩地。格兰达尊者说：

心中观想自己的守护神——用大乐心，通过虔信瑜伽冥想。情感的最高状态随即出现，它充满喜乐，并伴以喜悦和泪水。三摩地遂成可能，末那摩尼旋踵即至。[①]

[①] ［古印度］格兰达著，［印度］G. S. 萨海注，王志成、灵海译：《格兰达本集》，成都：四川人民出版社，2023年，第297页。

哈达瑜伽对于虔信瑜伽三摩地的介绍并不很多，但格兰达尊者在这里简要地介绍了修持的方法。关于虔信瑜伽，那是一个独立的瑜伽系统，要系统了解，需要更多的论述。这里我们不准备展开讨论，而是集中于格兰达尊者提供的信息，并加以解释。如果读者想更多了解虔信瑜伽以及透过虔信瑜伽达到三摩地境界，可以参看瑜伽文库中的两本著作，一是《薄伽梵歌》（注释本）[1]，另一是《爱的瑜伽：〈拿拉达虔信经〉及其权威解释》[2]。

格兰达尊者所谈的虔信瑜伽冥想，主要是通过观想自己的守护神或本尊。不同人可以有不同的守护神，因为人们不能抽象地虔信一个至高的神，往往需要通过一位守护神作为中介，让自己的虔信有依托。通过把自己的虔信都转移到守护神身上，让自己和至高的神圣者联结。由于虔信，人会流露出强烈的情感，内心充满喜悦，以至于留下感动、喜乐的泪水。当私我在这一虔信中消融，融入守护神中，人和神圣者就进入合一的境界，最后达成三摩地。

明象：据说在这个时代，虔信的瑜伽之路是非常殊胜的，也是简易的。

古鹿：是的。它不要求人有很高的智力，而是强调人对守护神的虔信。当一个人的语言、思想和行为都虔信于守护神时，当他身心灵都臣服于守护神时，他的私我就消融，他的我慢就消融，他就和守护神融合，透过守护神，和至上的神圣者合一，他必然进入强烈的爱的情感

---

[1] ［印］毗耶娑著，［美］罗摩南达·普拉萨德英译并注释，王志成、灵海汉译：《薄伽梵歌》（注释本），成都：四川人民出版社，2015年。
[2] ［印］斯瓦米·帕拉伯瓦南达著，王志成、富瑜译：《爱的瑜伽：〈拿拉达虔信经〉及其权威解释》，成都：四川人民出版社，2018年。

中，体验到无限的喜悦，流下爱的泪水，并会达至虔信瑜伽三摩地的境界。

明象： 虔信瑜伽三摩地是否更适合女性习练？

古鹿： 从某个角度说，相比于男性，女性感情比较丰富，如果选择虔信瑜伽之路，容易超越或消除私我，达至三摩地或体验虔信瑜伽带来的丰富灵性生活。但事实上，一些男性同样适合去实践虔信瑜伽三摩地。在哈达瑜伽中，实践虔信瑜伽三摩地，核心是对他选择的守护神或者说神圣对象的展示形式的虔信。为了达至这一三摩地，哈达瑜伽士需要对虔信瑜伽的实践有更多的认识。当然，如果一个人并不喜欢虔信某个守护神之类的，那么这种三摩地的修持就不合适。

明象： 明白了，这一三摩地的修持，似乎更像信仰性的瑜伽实践。

古鹿： 是的，我们不具体深入探讨，下面我们来探讨眩晕住气法，这一住气法将我们推向眩晕三摩地。《哈达瑜伽之光》的眩晕住气法和《格兰达本集》中的眩晕住气法有差别，我们这里都给予介绍。

《哈达瑜伽之光》中的眩晕住气法：

吸气结束时，非常坚定地采用并维持收颔收束法，然后，缓慢地呼气。这就是所谓眩晕住气法。这种住气法通过使心意失去觉知而得到快乐。[1]

《格兰达本集》对眩晕住气法解释如下：

---

[1] ［印］斯瓦特玛拉摩著，［印］G. S. 萨海、苏尼尔·夏尔马英译并注释，王志成、灵海译：《哈达瑜伽之光（增订版）》，成都：四川人民出版社，2018年，第175页。

心意专注眉心，从容地住气。心意从各种对象中摄回，产生喜乐的经验。这就是眩晕住气法。心意和灵魂合一，定会产生喜乐。①

从引文可以看出，它们对这一住气法的实践有别。《哈达瑜伽之光》强调吸气之后保持收颔收束法（喉锁印），而《格兰达本集》没有提到使用收颔收束法（喉锁印），而是突出心意专注眉心，并从各种对象中摄回。它们都认为，通过各自的修法可以产生喜悦的经验。萨海教授指出，一面做收颔收束法（喉锁印），一面呼气，这需要一些力量，这样的习练会导致恍惚，而在呼气阶段保持收颔收束法（喉锁印），这对心意有特别的影响，会让心意失去觉知，由此给心意带来美妙的喜乐。

格兰达尊者说，心意和灵魂合一，会产生喜悦。那么，怎么做可以被视为心意和灵魂合一呢？从文本上看，从各种对象摄回，这会让心意暂时放下各种黏附，心意变得纯净，而心意专注眉心（这是眉间轮的位置）并住气，则是和灵魂合一的过程。格兰达尊者说：

行眩晕住气法，（就意味着）把心意融进灵魂，同至上灵魂合一。②

和灵魂合一，喜乐是自动出现的。因为，喜乐是灵魂的本性，纯净

---

① ［古印度］格兰达著，［印度］G. S. 萨海注，王志成、灵海译：《格兰达本集》，成都：四川人民出版社，2023年，第261页。
② ［古印度］格兰达著，［印度］G. S. 萨海注，王志成、灵海译：《格兰达本集》，成都：四川人民出版社，2023年，第298页。

的心意在这一结合中，自身也就体验到喜乐了。

《哈达瑜伽之光》没有提到眩晕住气法会导向喜乐三摩地，但《格兰达本集》明确了，且它提供的实践眩晕住气法不同于《哈达瑜伽之光》，我们倾向于认可《格兰达本集》中的实践。

明象：老师，我倒是觉得《哈达瑜伽之光》中的眩晕住气法更符合眩晕住气法的修持，因为在吸气之后继续做收颔收束法（喉锁印），导致眩晕感是很真实的。

古鹿：形式上说是这样。但根据格兰达尊者的指导，你持续实践，应该也会带来眩晕感。这个功法讨论到此为止，现在我们来看看嗡声住气法（秘音三摩地）

我们注意到《哈达瑜伽之光》中有嗡声住气法，《格兰达本集》中也有嗡声住气法，但是，它们对于这一修法的理解不同。在《哈达瑜伽之光》中，嗡声住气法是单纯地作为一种住气法，这一住气法也可以带来喜乐的经验：

> 模仿雄黄蜂的声音，大声地吸气；慢慢地呼气，发出一种雌黄蜂般低沉的嗡声。用这样的方法来练习，最好的瑜伽士心中会产生一种特别喜乐的经验。[1]

在《格兰达本集》中，嗡声住气法是一种通往三摩地的修习方法，类似《哈达瑜伽之光》第四章中的谛听秘音（通往三摩地达到修法）。

---

[1] ［印］斯瓦特玛拉摩著，［印］G. S. 萨海、苏尼尔·夏尔马英译并注释，王志成、灵海译：《哈达瑜伽之光（增订版）》，成都：四川人民出版社，2018年，第174页。

格兰达尊者说道：

午夜过后，阒无人声。闭双耳。吸气，住气。

以右耳倾听非常吉祥的内在声音。先是蟋蟀的声音，然后是优美的笛声。再然后是雷鸣、流水、母蜂、钟铃、响锣的声音。

再然后是小号、定音鼓、单面小鼓以及种种双面鼓的美妙的声音。

每日练习，可闻未发之诸声及诸声之合响。

在声音的合响中有光，在光中有心意，心意融入毗湿奴的至上居所。行嗡声住气法，成就三摩地。[①]

格兰达尊者建议的嗡声住气法，实践要求十分清晰，主要涉及以下要点：

实践时间在午夜之后，没有人干扰；

闭双耳，习练吸气、住气；

以右耳倾听内在的吉祥之声；

听到蟋蟀声，然后是优美的笛声；

再然后是雷鸣、流水、母蜂、钟铃、响锣的声音；

再然后是小号、定音鼓、单面小鼓以及种种双面鼓的美妙的声音；

[①] ［古印度］格兰达著，［印度］G. S. 萨海注，王志成、灵海译：《格兰达本集》，成都：四川人民出版社，2023年，第258—259页。

每日坚持练习，可听到未发之诸声音；

在声音的合响中感觉到有光；

在光中感觉到有心意；

让心意融入毗湿奴的至上居所。

明象：关于嗡声住气法，格兰达尊者所说的和斯瓦特玛拉摩所说的差别太大了，完全是两个内容。我们不深入追求，而是想问：根据格兰达尊者的指导，我们是否真的能如他所说的那样，听到各种各样的声音？

古鹿：格兰达尊者是一个实践者，是一个哈达瑜伽士，他这样说是基于他的个人实践，在这一点上我们无须质疑。但是，在当下似乎没有什么人从事这样的瑜伽实践，至今我也没有听到有人通过他这一指导而聆听到他所说的各种声音，并达至三摩地。客观地说，在生活中真正达到哈达瑜伽士所追求的三摩地的人是很少的。我们可以选择其中的方法去实践，去体验，也许可以获得某些特别的体验，带来良好的效果，但不要指望都能达成。特别是在当下社会，人们的生活非常忙碌，也很难长期持续地不受干扰地从事三摩地实践。

明象：老师，那不就成了一种期待、一种理想了？

古鹿：可以这么说。既然是期待，就有人去行动，既然是理想，就有人去实现，尽管数量不一定会多。

明象：老师，我又要绕回来了，如何理解三摩地意味着与自我合一？

古鹿：其实，你通过前面的讨论就可以理解。三摩地是心意融入普拉那，融入至上之梵，即至上自我、纯粹意识。没有了心意的作用，一切都融合了，自然都回到了至上自我、纯粹意识，当然要说与自我合一啦。三摩地，不管哪种三摩地，不管通过何种方式达至三摩地，最终都是消融，回到至上自我或梵本身。威斯奴帝瓦南达在《冥想与曼陀罗》中的一段话很好地体现了冥想的最终状态：

  没有黑暗也没有空虚，一切都是光。二元性消失了。没有客体，也没有主体。没有冥想，也没有三摩地。没有冥想者，也没有冥想的对象。没有欢愉，也没有痛苦。只有完美的平静与绝对的喜乐。[①]

[①] ［印］威斯奴帝瓦南达著，陈璐译，陈曦华校译：《冥想与曼陀罗》，成都：四川人民出版社，2024年，第71页。

第四章 冥想、自我和终极疗愈

明象： 老师，早上好！我们先后已经就冥想问题讨论两个星期了，差不多该讨论的问题也都讨论了，我感到收获满满。今天，我想就冥想和疗愈的问题请教老师。

古鹿： 人们对冥想的作用已经有很多的研究，出版了不少书籍，也有大量的论文发表。但当今更流行的一个词是正念（mindfulness）。正念可以被理解为一种冥想形式，它强调"当下"，它要求人们以观察态度，以描述而非判断的方式，觉知当下、不做判断。正念习练可以给我们身心健康带来极大的疗愈效果。但是，传统冥想的重点不在日常的身心健康，而是希望获得更高的目标，即真正的自由，用传统的词汇来说，就是达至三摩地，获得解脱。

明象： 传统的帕坦伽利瑜伽所谈的冥想，称为正念不适合吧。

古鹿： 当然不合适。帕坦伽利瑜伽是基于数论哲学，它所谈的冥想的目标是通过瑜伽不断净化心意，不断克服答磨（愚昧）能量、罗阇（激情）能量对人的束缚和控制，让自己的心意基于萨埵（善良）能量，并在持续的冥想中最终摆脱萨埵（善良）能量的束缚，达到原人（自我）和原质（物质自然）的分离，从而达至独存（自由）之境。所以，帕坦伽利的冥想真正让人认识自我、回归自我。通过冥想，达至最终自由，可以让人安身立命，达成圆满。

明象： 吠檀多不二论所谈的冥想，称为正念也不适合吧。

古鹿：是的，不合适。吠檀多不二论是基于梵论，它认为一切皆梵，也就是纯粹意识。我们的烦恼和痛苦，正是因为我们为摩耶（幻）所遮蔽，陷入无知的生死轮回中。吠檀多哲学以及冥想实践，是要让我们去遮蔽，认识到现象界的非真，一切皆为摩耶，当我们通过哲学和冥想认识到"真"时，我们也就排除了"非真"，也就是认识到了真正的自我。

明象：哈达瑜伽冥想，称为正念也不适合吧。

古鹿：当然不合适。哈达瑜伽背后的哲学也是吠檀多不二论。而它强调具体的冥想技法，普遍重视能量的唤醒，在冥想中十分重视意识的引导，和人们所理解的"正念"有明显的差异。在具体的冥想中，有独特的冥想意象、能量导引。通过唤醒昆达里尼，最终达至自我（希瓦和萨克提合一）。

明象：正念修法是否和原来的佛教中的修持方法有关？

古鹿：确实，当今的正念和佛教修持关系密切。正念来自《佛说四念处经》，几千前由佛陀第一次正式介绍，是原始佛教中核心的禅法。正念在亚洲地区，特别是东南亚被广泛传授。其在20世纪七八十年代被介绍到西方，为心理学界所重视，由卡巴金（Jon Kabat-Zinn）等学者介绍并进行科学研究，渐渐改良整合为当代心理治疗中基本的概念和技术之一，因此诞生了正念减压疗法、辩证行为疗法、正念认知疗法等当代心理疗法。正念的运用十分广泛，包括在焦虑、抑郁、疼痛情况下的运用，也包括在两性亲密关系、亲子关系、衰老、死亡等方面的运用，还包括在管理、决策、运动等领域的运用。

明象：您的意思是，正念主要来自佛教早期思想，在当代得到了广泛的研究和运用，在众多领域都有很好的实践效果，并且已经完全脱离了佛教的影响，任何人都可以运用。是这样吗？

古鹿：是的。我们可以肯定的是正念在当今社会具有广泛的实践价值，值得推广。但这并不意味着原有的冥想不重要，其他传统中的冥想或准冥想不重要。我要说的是，不管是帕坦伽利瑜伽冥想、吠檀多不二论冥想，还是哈达瑜伽冥想，都是十分重要的。

明象：如果正念这种冥想方式很有效，放下其他冥想不是很好吗？

古鹿：你看到一种花很好看，并不能因此就排斥其他花；你觉得一种水果很好吃，并不能因此就排斥其他水果；你认为一种思想很好，并不能因此就排斥其他思想。同样地，你认为一种冥想很好，也并不能因此就排斥其他形式或风格的冥想。

明象：老师说得在理。传统瑜伽的冥想最终在于认识自我，而非普通的疗愈。可以这么理解吗？

古鹿：原则上是可以这么理解的。

明象：那么什么是非原则上的理解？

古鹿：不管是修持帕坦伽利瑜伽冥想、吠檀多不二论冥想，还是哈达瑜伽冥想，人们并不只是为了认识自我、达至独存、三摩地，也会很自然地对身心健康有诉求。

明象：您是指古代冥想还是现当代冥想？

古鹿：古代冥想，也同样会有日常身心健康的诉求。而在现当代的中国，多数人的生活都是世俗生活，人们更多的时间花费在学习、工作上，需要在日常生活中面对种种问题，身心疲倦、压力重重，这是很自然的。当今，你可以注意到，太多的人因为压力大，引起情绪问题、身体问题，同时也陷入种种复杂的关系中，搞得身心疲倦，烦恼如烟，挥之不去。从事冥想实践，自然会希望通过冥想来减压、促眠、放松、疗愈。对于很多人，或许首先关心的不是认识自我，不是追问"我是谁"。你会发现最近这些年，大家越来越关心正念实践，不正好体现了冥想是为了解决当下的种种现实问题吗？

明象：瑜伽中的冥想是否既能关注身心健康，又能关注觉悟、解脱、三摩地？

古鹿：在古代诸多瑜伽中，瑜伽的目标十分明确，例如帕坦伽利瑜伽，目标就是三摩地。《瑜伽经》第一部分就是"三摩地篇"。但是，帕坦伽利也明确提到，通过专注、冥想和三摩地（专念）可以让人"美丽、优雅、有力量、坚如金刚"。[①]而现代人通过研究冥想，发现冥想可以促进和身体生长与修复相关的合成代谢，抑制分解代谢，也就是抑制衰老进程。[②]所以，专念/冥想可以带来更好的身体，这是瑜伽带来的自然效果。帕坦伽利最关心的是三摩地，最终达至独存之境。

吠檀多不二论，一般被视为智慧瑜伽，传统的智慧瑜伽对身体本身的健康没有很在意，而是关心摆脱无明，获得解脱、觉醒，认识自我、活出自我。有时，我们会产生一种观念，认为身体是臭皮囊，智慧瑜伽只在乎解脱，摆脱无明。但随着吠檀多的发展，越来越多的人也意识到这个身体载体的重要性。这样的思想在哈达瑜伽中得到明显的体现。

传统的哈达瑜伽在哲学上接受吠檀多不二论，但同时也把人的身体视为通往生命圆满的圣殿。它认为有一个好的身体，对于觉悟，对于三摩地是重要的。哈达瑜伽可以被视为通过身体的瑜伽。哈达瑜伽不同

---

① ［古印度］帕坦伽利著，王志成译注：《〈瑜伽经〉直译精解》，成都：四川人民出版社，2019年，第254页。
② ［印］威斯奴帝瓦南达著，陈璐译，陈曦华校译：《冥想与曼陀罗》，成都：四川人民出版社，2024年，第61页。

于吠檀多不二论的地方在于它强调唤醒人的昆达里尼能量。为了唤醒昆达里尼能量，哈达瑜伽提供了一整套实践方法。例如，清洁法，通过清洁法净化身体，客观上对身体的健康十分重要；体位法，通过种种体位法的习练，带来更好的免疫力、抵抗力，让人拥有更健康的体魄；调息法，通过调息法疏通我们的身体能量，唤醒我们的昆达里尼能量；身印法，通过身印法可以促进身体健康，滋养身体，保护上部和下部能量，提升能量，唤醒昆达里尼能量；制感法，通过制感法让我们的感官朝内，保护我们的能量，避免能量的不必要消耗；专注法，通过专注法可以带来身心疗愈；冥想法，通过冥想修持我们的能量，打通我们的能量通道，并让心意消融于普拉那能量，开启自我认识之门；三摩地，通过各种形式的三摩地修法，让心意消融，融入自我，征服对生死的恐惧，摆脱时空的束缚，体验到内在的喜悦，真正达至梵我一如之境。

所以，我的基本结论是，哈达瑜伽冥想之路既包含了对身体健康的关注，也包含了对觉悟、解脱、三摩地的关切。

明象： 根据您的意思，哈达瑜伽冥想以及三摩地的实践，不仅疗愈我们的身体和心理，也疗愈我们的心灵、我们的灵魂，是一种终极的疗愈？

古鹿： 可以这么说吧！有的瑜伽疗愈重点在身体层面，如阿育吠陀瑜伽、中医养生瑜伽、康复理疗瑜伽。有的瑜伽疗愈重点在精神层面或者说灵性层面，如智慧瑜伽。而大部分瑜伽都存在一定程度的心理疗愈功能。但我认为，哈达瑜伽冥想及其三摩地实践，既有日常普通的身心疗愈功能，也具有终极疗愈功能。因为，它不仅关心人的身体健康、心理健康，而且把重点放在胜王瑜伽的目标即三摩地上，而这一目标的达成对人具有终极疗愈的功能。

明象： 老师，太感谢了，您让我完整、立体地理解了哈达瑜伽冥想系统。尽管我们在讨论哈达瑜伽冥想时，涉及的很多内容超越了冥想本身，但对其他知识的解释和论述，对于我们整体认识哈达瑜伽冥想是十分有益的。通过您这些天孜孜不倦的教导，让我对哈达瑜伽的实践有了全新的认知，并且有了更大的实践信心。我相信，瑜伽人看了我们的对话，一定会从中受益。即便没有从事哈达瑜伽习练的人，读了我们的对话内容，也一样会受益良多。

古鹿： 我们对哈达瑜伽冥想这一主题的讨论已经到了尾声，你还有什么要特别询问的吗？

明象： 老师啊，我对哈达瑜伽冥想没有要提问的了。我感觉心里满满的，似乎装了满满的知识，也装了满满的普拉那能量，感觉自己内在充满了能量，充满了喜乐的能量。我满足了！

古鹿： 明象啊，老师也没有什么特别要说的了，因为我已经把应该说的都说了。重要的是，实践之。谁根据自己的实际情况选择合适的方法进行持续的修习，谁就能受益。理论和方法是一个方面，实践和受用是另一个方面。我们说哈达瑜伽冥想的思想和方法很好、很重要，这只有通过不断实践、真正受益才能真正明白。另外，一个人如果认可了哈达瑜伽冥想的思想和实践，并从中受益，他也可以让更多人了解和实践，并且会因此带来诸多的福报。

参考文献

中文部分

1. ［美］丹尼尔·戈尔曼著，杨春晓译：《专注：让你不再分心、成就卓越的力量》，北京：中信出版社，2015年。

2. ［美］里克·汉森、［美］理查德·蒙迪思著，姜勇译：《冥想5分钟，等于熟睡一小时》，南京：江苏凤凰文艺出版社，2015年。

3. ［印］毗耶娑著，［美］罗摩南达·普拉萨德英译并注释，王志成、灵海汉译：《薄伽梵歌》（注释本），成都：四川人民出版社，2015年。

4. ［印度］斯瓦米·阿迪斯瓦阿南达著，王志成、梁燕敏、周晓薇译：《冥想的力量》，杭州：浙江大学出版社，2015年。

5. ［德］格奥尔格·福伊尔施泰因著，闻风、朱彩虹、黄琪杰译：《瑜伽之书：穿越千年的瑜伽历史、文化、哲学和实践》，海口：海南出版社，2016年。

6. ［印］蚁垤原著，［印］斯瓦米·维卡特萨南达英译，王志成、灵海汉译：《至上瑜伽：瓦希斯塔瑜伽》（上下卷），杭州：浙江大学出版社，2016年。

7. ［印］斯瓦米·帕拉伯瓦南达、［英］克里斯多夫·伊舍伍德著，王志成、杨柳译：《帕坦伽利〈瑜伽经〉及其权威阐释》，北京：商务印书馆，2017年。

8. ［印］斯瓦米·帕拉伯瓦南达著，王志成、富瑜译：《爱的瑜伽：〈拿拉达虔信经〉及其权威解释》，成都：四川人民出版社，2018年。

9. ［印］斯瓦特玛拉摩著，［印］G. S. 萨海、苏尼尔·夏尔马英译并注释，王志成、灵海译：《哈达瑜伽之光（增订版）》，成都：四川人民出版社，2018年。

10. ［古印度］帕坦伽利著，王志成译注：《〈瑜伽经〉直译精解》，成都：四川人民出版社，2019年

11. ［印］斯瓦米·辨喜著，曹政译，迟剑锋校：《胜王瑜伽》，北京：商务印书馆，2019年。

12. ［印］斯瓦米·巴伽南达著，朱彩红译：《瑜伽与冥想的秘密》，成都：四川人民出版社，2020年。

13. ［英］安迪·普迪科姆著，王俊兰、王彦又译：《十分钟冥想》，北京：机械工业出版社，2020年。

14. 崔东红、蒋春雷主编：《冥想：科学基础与应用》，上海：上海科学技术出版社，2021年。

15. 王志成编著：《阿育吠陀瑜伽》（第二版），成都：四川人民出版社，2022年。

16. 王志成编著：《调息法70种》，成都：四川人民出版社，2022年。

17. ［印］商羯罗著，王志成、曹政译注，陈涛校：《智慧瑜伽之光：商羯罗的〈分辨宝鬘〉》，北京：商务印书馆，2022年。

18. ［美］罗摩南达·普拉萨德英译并注释，王志成、灵海汉译：《奥义书》，北京：商务印书馆，2023年。

19. ［古印度］格兰达著，［印度］G. S. 萨海注，王志成、灵海译：《格兰达本集》，成都：四川人民出版社，2023年。

20. 王志成：《瑜伽哲学》，成都：四川人民出版社，2023年。

21. ［英］阿利斯戴尔·希勒著，罗金、潘丽妃译：《瑜伽新史：从古印度到现代西方》，北京：社会科学文献出版社，2024年。

22. ［印］威斯奴帝瓦南达著，陈璐译，陈曦华校译：《冥想与曼陀罗》，成都：四川人民出版社，2024年。

英文部分

1. Jan K. Brzezinski, *Yoga-Taraṅgiṇī: A Rare Commentary on Gorakṣa-śataka*, Delhi: Himalayan Yoga Publications Trust, 2015.

2. Chopra, Deepak. *Total Meditation: Practices in Living the Awakened Life*, New York: Harmony Books, 2020.

3. Feuerstein, Georg. *The Encyclopedia of Yoga and Tantra*, Horticultural Hall: Shambhala Publications, Inc., 1997.

4. Frawley, David. *Vedantic Meditation: Lighting the Flame of Awareness*, Berkeley: North Atlantic Books, 2000.

5. Frawley, David. *Yoga and Ayurveda: Self-Healing and Self-Realization*, Twin Lakes: Lotus Press, 1999.

6. Frawley, David. *Soma in Yoga and Ayurveda*, Twin Lakes: Lotus Press, 2012.

7. Mallinson, James and Singleton, Mark. *Roots of Yoga* (translated and

edited with an Introduction), Penguin Books, 2017.

8. A. G. Mohan trans. with Ganesh Mohan. *Yoga Yajñavalkya*, Singapore : Svastha Yoga Pte Ltd., 2013.

9. Swami Kuvalayananda & Dr. S. A., Shukla *Gorakṣa-śataka* (with Introduction, Text, English Translation, Notes etc.), Lonavla: Kaivalyadhama S. M. Y. M. Samiti,2006.

10. Vasu, Rai Bahadur Srisa Chandra. Tr. *Śiva Saṁhitā*, Varanasi: Indian Mind, 2012.

后记

　　一个人从事哪个方面的研究和探索，并不完全是自主的。有时是因为某个因素或力量而去研究和探索其本人根本没有想到的领域或问题。我的情况大概就是如此。

　　起初，我对瑜伽的关注完全是基于哲学，只对瑜伽哲学感兴趣，更严格地说，只对智慧瑜伽感兴趣。然而，有一种看不见的力量推动着我，让我面对各种意想不到的境遇，并因此让我快速地在瑜伽以及相关的领域产生持续的兴趣。

　　因为个人的学术背景是哲学，我被一种力量推动，去关心瑜伽哲学、吠檀多哲学，并成功地被带领到瑜伽的核心地带。尽管我很长时间都接触习练哈达瑜伽的人，但他们并没有让我真正关注哈达瑜伽。奇怪的是，我并不因此离开习练哈达瑜伽的人，而是以各种并不完全内在和谐的方式与其保持着联结。经过很长的时间，我对哈达瑜伽的认识深化了。

　　我后来喜欢哈达瑜伽，竟然是因为我长时间卷入阿育吠陀。因为以前一位学生的特殊遭遇让我关注阿育吠陀和瑜伽的结合，并因此撰写和出版了《阿育吠陀瑜伽》与《健康的身体 有趣的灵魂》。

　　从阿育吠陀的视角理解哈达瑜伽，让我对哈达瑜伽的兴趣与日俱增。除了继续翻译瑜伽哲学类的经典之外，我也潜心探索哈达瑜伽的核心主题。在哈达瑜伽的典籍翻译方面，出版了《哈达瑜伽之光》与《格兰达本集》，而在哈达瑜伽核心主题上，我首先关注了调息法，并出版了《调息法70种》。

关于瑜伽八支的禁制和劝制，我在《〈瑜伽经〉直译精解》和《阿育吠陀瑜伽》中已经有了很多探讨，没有独立撰写著作的意图。在体位方面，我已经将阿育吠陀思想融入体位法，在《健康的身体 有趣的灵魂》中有了系统论述。在调息方面，《调息法70种》已经讨论得很饱满。

当下，有关冥想主题已经出版很多图书，而我对这个主题也希望做一个深入的探讨。我不想单纯重复各种有关冥想的书籍内容，基于自己的观察，试图就哈达瑜伽冥想加以深入探讨。

在《阿育吠陀瑜伽》中，我已经专章讨论制感瑜伽，也没有独立撰写著作的意图，而在《瑜伽经》中，专注、冥想和三摩地是内支，合称为专念，一般可以一起讨论。我想通过哈达瑜伽的视角就冥想主题加以探讨。在这一探讨中，无疑会牵涉到制感、专注、冥想和三摩地。所以，我对哈达瑜伽冥想的探讨，是广义的。

我之所以要探讨哈达瑜伽冥想，有多个原因，其中一个重要原因是，我希望为习练哈达瑜伽的人提供哈达瑜伽本身的冥想。因为，不少习练哈达瑜伽的人所习练的冥想未必属于哈达瑜伽。我这一工作应该被理解为对哈达瑜伽本身的服务。

当然，现在很多习练哈达瑜伽的人主要是习练体位，以及有限的调息，关注冥想的人还不是很多。我们的这一工作对哈达瑜伽本身来说，应该说是必要的，有意义的。

经过几个月的思考和酝酿，我决定把书名定为《冥想力：哈达瑜伽疗愈之道》。我希望习练哈达瑜伽的朋友们会喜欢这部作品。《冥想力》是我在撰写的"三力"之一。另外"二力"是《智慧力》和《瑜伽力》。我希望这三本书可以为瑜伽人提供一个理解瑜伽的新视角。

书中提供了很多实践的方法，读者未必都需要去习练，但要深入瑜伽，我建议选择其中适合自己的，坚持习练，一定会带来意想不到的效果。

感谢很多朋友和学生的关心，他们认为我对瑜伽哲学的执着，让他们对瑜伽的认识达至一个新的高度，这让我喜悦。他们知道我要撰写《冥想力》，给了我很多的祝福。我在内心默默感谢他们。《冥想力》一书采取对话体的方式，这样的风格可以让读者阅读起来不会那么枯燥乏味，让它显得更加活泼一些。同时，因为是对话体，内容表述上也相对轻松一些，有的内容重复，而这种重复可以加深读者的认识。

感谢朱彩红博士为本书撰写了精彩的序言。感谢王骢颖为本书创作了五幅精美的画。感谢四川人民出版社对瑜伽文库的支持，感谢何朝霞女士、蒋科兰女士对本书的重视，让它以如此快的速度和完美的形式呈现给读者。

王志成

浙江大学哲学学院教授

浙大城市学院讲座教授

2024年4月19日于杭州